U0335386

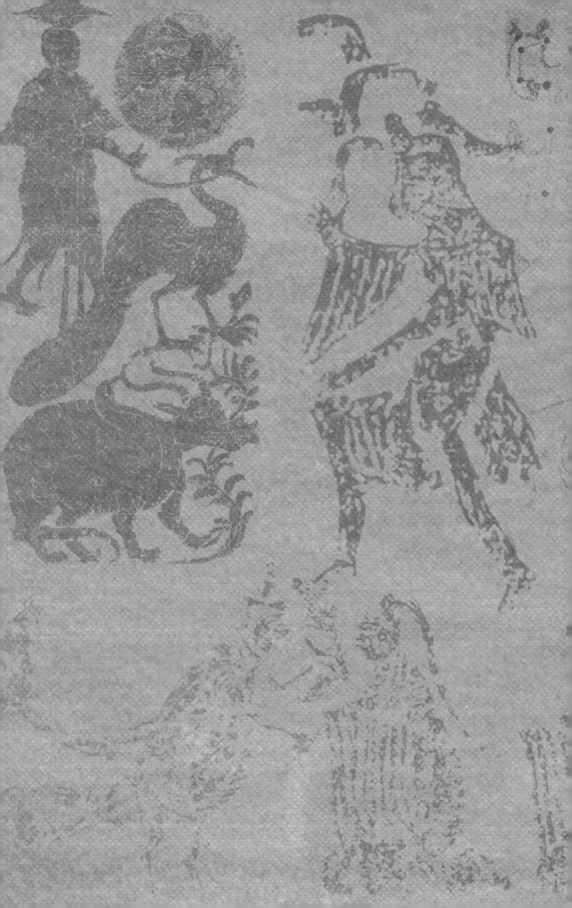

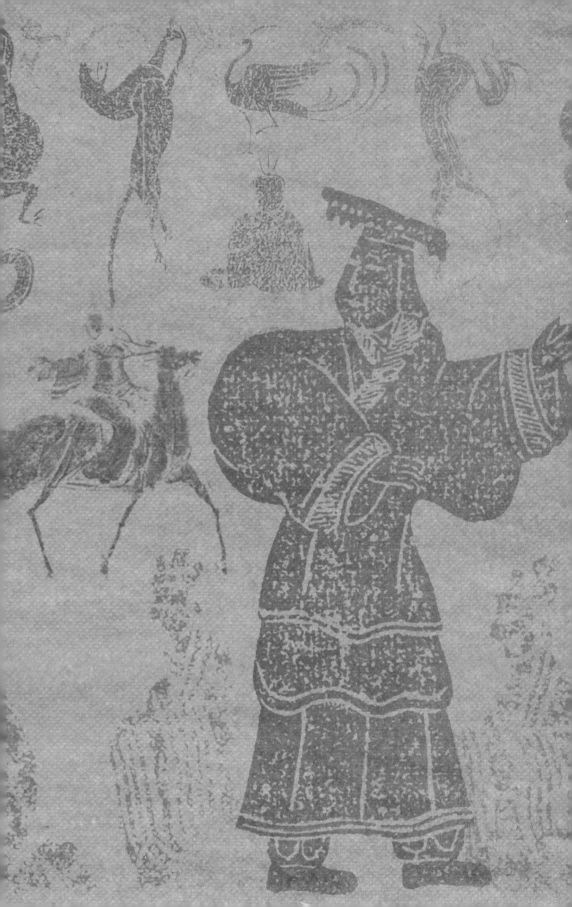

中国古医籍整理丛书

救 急 易 方

明·赵季敷 辑

郭玉晶　陈居伟　刘　明　校注

中国中医药出版社

·北 京·

图书在版编目（CIP）数据

救急易方／（明）赵季敷辑；郭玉晶，陈居伟，刘明
校注 . —北京：中国中医药出版社，2016. 11
　　（中国古医籍整理丛书）
　　ISBN 978 - 7 - 5132 - 3495 - 5

Ⅰ. ①救… Ⅱ. ①赵… ②郭… ③陈… ④刘… Ⅲ. ①方书—
中国—明代 Ⅳ. ①R289. 348

中国版本图书馆 CIP 数据核字（2016）第 150695 号

中 国 中 医 药 出 版 社 出 版
北京市朝阳区北三环东路 28 号易亨大厦 16 层
邮政编码　100013
传真　010 64405750
保定市中画美凯印刷有限公司印刷
各地新华书店经销

*

开本 710×1000　1/16　印张 9. 5　字数 57 千字
2016 年 11 月第 1 版　2016 年 11 月第 1 次印刷
书　号　ISBN 978 - 7 - 5132 - 3495 - 5

*

定价　29. 00 元
网址　www. cptcm. com

国家中医药管理局
中医药古籍保护与利用能力建设项目
组织工作委员会

主 任 委 员 王国强

副 主 任 委 员 王志勇　李大宁

执 行 主 任 委 员 曹洪欣　苏钢强　王国辰　欧阳兵

执行副主任委员 李　昱　武　东　李秀明　张成博

委　　　　员

各省市项目组分管领导和主要专家

（山东省）武继彪　欧阳兵　张成博　贾青顺

（江苏省）吴勉华　周仲瑛　段金廒　胡　烈

（上海市）张怀琼　季　光　严世芸　段逸山

（福建省）阮诗玮　陈立典　李灿东　纪立金

（浙江省）徐伟伟　范永升　柴可群　盛增秀

（陕西省）黄立勋　呼　燕　魏少阳　苏荣彪

（河南省）夏祖昌　刘文第　韩新峰　许敬生

（辽宁省）杨关林　康廷国　石　岩　李德新

（四川省）杨殿兴　梁繁荣　余曙光　张　毅

各项目组负责人

王振国（山东省）　王旭东（江苏省）　张如青（上海市）

李灿东（福建省）　陈勇毅（浙江省）　焦振廉（陕西省）

蔡永敏（河南省）　鞠宝兆（辽宁省）　和中浚（四川省）

项目专家组

顾　问　马继兴　张灿玾　李经纬
组　长　余瀛鳌
成　员　李致忠　钱超尘　段逸山　严世芸　鲁兆麟
　　　　郑金生　林端宜　欧阳兵　高文柱　柳长华
　　　　王振国　王旭东　崔　蒙　严季澜　黄龙祥
　　　　陈勇毅　张志清

项目办公室（组织工作委员会办公室）

主　任　王振国　王思成
副主任　王振宇　刘群峰　陈榕虎　杨振宁　朱毓梅
　　　　刘更生　华中健
成　员　陈丽娜　邱　岳　王　庆　王　鹏　王春燕
　　　　郭瑞华　宋咏梅　周　扬　范　磊　张永泰
　　　　罗海鹰　王　爽　王　捷　贺晓路　熊智波
秘　书　张丰聪

前　言

　　中医药古籍是传承中华优秀文化的重要载体，也是中医学传承数千年的知识宝库，凝聚着中华民族特有的精神价值、思维方法、生命理论和医疗经验，不仅对于传承中医学术具有重要的历史价值，更是现代中医药科技创新和学术进步的源头和根基。保护和利用好中医药古籍，是弘扬中国优秀传统文化、传承中医学术的必由之路，事关中医药事业发展全局。

　　1949 年以来，在政府的大力支持和推动下，开展了系统的中医药古籍整理研究。1958 年，国务院科学规划委员会古籍整理出版规划小组在北京成立，负责指导全国的古籍整理出版工作。1982 年，国务院古籍整理出版规划小组召开全国古籍整理出版规划会议，制定了《古籍整理出版规划（1982—1990）》，卫生部先后下达了两批 200 余种中医古籍整理任务，掀起了中医古籍整理研究的新高潮，对中医文化与学术的弘扬、传承和发展，发挥了极其重要的作用，产生了不可估量的深远影响。

　　2007 年《国务院办公厅关于进一步加强古籍保护工作的意见》明确提出进一步加强古籍整理、出版和研究利用，以及

"保护为主、抢救第一、合理利用、加强管理"的方针。2009年《国务院关于扶持和促进中医药事业发展的若干意见》指出，要"开展中医药古籍普查登记，建立综合信息数据库和珍贵古籍名录，加强整理、出版、研究和利用"。《中医药创新发展规划纲要（2006—2020)》强调继承与创新并重，推动中医药传承与创新发展。

2003~2010年，国家财政多次立项支持中国中医科学院开展针对性中医药古籍抢救保护工作，在中国中医科学院图书馆设立全国唯一的行业古籍保护中心，影印抢救濒危珍本、孤本中医古籍1640余种；整理发布《中国中医古籍总目》；遴选351种孤本收入《中医古籍孤本大全》影印出版；开展了海外中医古籍目录调研和孤本回归工作，收集了11个国家和2个地区137个图书馆的240余种书目，基本摸清流失海外的中医古籍现状，确定国内失传的中医药古籍共有220种，复制出版海外所藏中医药古籍133种。2010年，国家财政部、国家中医药管理局设立"中医药古籍保护与利用能力建设项目"，资助整理400余种中医药古籍，并着眼于加强中医药古籍保护和研究机构建设，培养中医古籍整理研究的后备人才，全面提高中医药古籍保护与利用能力。

在此，国家中医药管理局成立了中医药古籍保护和利用专家组和项目办公室，专家组负责项目指导、咨询、质量把关，项目办公室负责实施过程的统筹协调。专家组成员对古籍整理研究具有丰富的经验，有的专家从事古籍整理研究长达70余年，深知中医药古籍整理研究的重要性、艰巨性与复杂性，履行职责认真务实。专家组从书目确定、版本选择、点校、注释等各方面，为项目实施提供了强有力的专业指导。老一辈专家的学术水平和智慧，是项目成功的重要保证。项目承担单位山东中医药大学、南京中医药大学、上海中医药大学、福建中医药大学、浙江省中医药研究院、陕西省中医药研究院、河南省中医药研究院、辽宁中医药大学、成都中医药大学及所在省市中医药管理部门精心组织，充分发挥区域间互补协作的优势，并得到承担项目出版工作的中国中医药出版社大力配合，全面推进中医药古籍保护与利用网络体系的构建和人才队伍建设，使一批有志于中医学术传承与古籍整理工作的人才凝聚在一起，研究队伍日益壮大，研究水平不断提高。

本着"抢救、保护、发掘、利用"的理念，该项目重点选择近60年未曾出版的重要古医籍，综合考虑所选古籍的保护价值、学术价值和实用价值。400余种中医药古籍涵盖了医经、基础理论、诊法、伤寒金匮、温病、本草、方书、内科、外科、女科、儿科、伤科、眼科、咽喉口齿、针灸推拿、养生、医案医话医论、医史、临证综合等门类，跨越唐、宋、金元、明以迄清末。全部古籍均按照项目办公室组织完成的行业标准《中医古籍整理规范》及《中医药古籍整理细则》进行整理校注，绝大多数中医药古籍是第一次校注出版，一批孤本、稿本、抄本更是首次整理面世。对一些重要学术问题的研究成果，则集中收录于各书的"校注说明"或"校注后记"中。

"既出书又出人"是本项目追求的目标。近年来，中医药古籍整理工作形势严峻，老一辈逐渐退出，新一代普遍存在整理研究古籍的经验不足、专业思想不坚定等问题，使中医古籍整理面临人才流失严重、青黄不接的局面。通过本项目实施，搭建平台，完善机制，培养队伍，提升能力，经过近5年的建设，锻炼了一批优秀人才，老中青三代齐聚一堂，有效地稳定了研究队伍，为中医药古籍整理工作的开展和中医文化与学术的传承提供必备的知识和人才储备。

本项目的实施与《中国古医籍整理丛书》的出版，对于加强中医药古籍文献研究队伍建设、建立古籍研究平台，提高古籍整理水平均具有积极的推动作用，对弘扬我国优秀传统文化，推进中医药继承创新，进一步发挥中医药服务民众的养生保健与防病治病作用将产生深远影响。

第九届、第十届全国人大常委会副委员长许嘉璐先生，国家卫生计生委副主任、国家中医药管理局局长、中华中医药学会会长王国强先生，我国著名医史文献专家、中国中医科学院马继兴先生在百忙之中为丛书作序，我们深表敬意和感谢。

由于参与校注整理工作的人员较多，水平不一，诸多方面尚未臻完善，希望专家、读者不吝赐教。

国家中医药管理局中医药古籍保护与利用能力建设项目办公室

二〇一四年十二月

许 序

"中医"之名立，迄今不逾百年，所以冠以"中"字者，以别于"洋"与"西"也。慎思之，明辨之，斯名之出，无奈耳，或亦时人不甘泯没而特标其犹在之举也。

前此，祖传医术（今世方称为"学"）绵延数千载，救民无数；华夏屡遭时疫，皆仰之以度困厄。中华民族之未如印第安遭染殖民者所携疾病而族灭者，中医之功也。

医兴则国兴，国强则医强。百年运衰，岂但国土肢解，五千年文明亦不得全，非遭泯灭，即蒙冤扭曲。西方医学以其捷便速效，始则为传教之利器，继则以"科学"之冕畅行于中华。中医虽为内外所夹击，斥之为蒙昧，为伪医，然四亿同胞衣食不保，得获西医之益者甚寡，中医犹为人民之所赖。虽然，中国医学日益陵替，乃不可免，势使之然也。呜呼！覆巢之下安有完卵？

嗣后，国家新生，中医旋即得以重振，与西医并举，探寻结合之路。今也，中华诸多文化，自民俗、礼仪、工艺、戏曲、历史、文学，以至伦理、信仰，皆渐复起，中国医学之兴乃属必然。

迄今中医犹为国家医疗系统之辅，城市尤甚。何哉？盖一则西医赖声、光、电技术而于20世纪发展极速，中医则难见其进。二则国人惊羡西医之"立竿见影"，遂以为其事事胜于中医。然西医已自觉将入绝境：其若干医法正负效应相若，甚或负远逾于正；研究医理者，渐知人乃一整体，心、身非如中世纪所认定为二对立物，且人体亦非宇宙之中心，仅为其一小单位，与宇宙万象万物息息相关。认识至此，其已向中国医学之理念"靠拢"矣，虽彼未必知中国医学何如也。唯其不知中国医理何如，纯由其实践而有所悟，益以证中国之认识人体不为伪，亦不为玄虚。然国人知此趋向者，几人？

国医欲再现宋明清高峰，成国中主流医学，则一须继承，一须创新。继承则必深研原典，激清汰浊，复吸纳西医及我藏、蒙、维、回、苗、彝诸民族医术之精华；创新之道，在于今之科技，既用其器，亦参照其道，反思己之医理，审问之，笃行之，深化之，普及之，于普及中认知人体及环境古今之异，以建成当代国医理论。欲达于斯境，或需百年欤？予恐西医既已醒悟，若加力吸收中医精粹，促中医西医深度结合，形成21世纪之新医学，届时"制高点"将在何方？国人于此转折之机，能不忧虑而奋力乎？

予所谓深研之原典，非指一二习见之书、千古权威之作；就医界整体言之，所传所承自应为医籍之全部。盖后世名医所著，乃其秉诸前人所述，总结终生行医用药经验所得，自当已成今世、后世之要籍。

盛世修典，信然。盖典籍得修，方可言传言承。虽前此50余载已启医籍整理、出版之役，惜旋即中辍。阅20载再兴整理、出版之潮，世所罕见之要籍千余部陆续问世，洋洋大观。

今复有"中医药古籍保护与利用能力建设"之工程，集九省市专家，历经五载，董理出版自唐迄清医籍，都400余种，凡中医之基础医理、伤寒、温病及各科诊治、医案医话、推拿本草，俱涵盖之。

噫！璐既知此，能不胜其悦乎？汇集刻印医籍，自古有之，然孰与今世之盛且精也！自今而后，中国医家及患者，得览斯典，当于前人益敬而畏之矣。中华民族之屡经灾难而益蕃，乃至未来之永续，端赖之也，自今以往岂可不后出转精乎？典籍既蜂出矣，余则有望于来者。

谨序。

第九届、十届全国人大常委会副委员长

许嘉璐

二〇一四年冬

王 序

中医学是中华民族在长期生产生活实践中，在与疾病作斗争中逐步形成并不断丰富发展的医学科学，是中国古代科学的瑰宝，为中华民族的繁衍昌盛作出了巨大贡献，对世界文明进步产生了积极影响。时至今日，中医学作为我国医学的特色和重要医药卫生资源，与西医学相互补充、相互促进、协调发展，共同担负着维护和促进人民健康的任务，已成为我国医药卫生事业的重要特征和显著优势。

中医药古籍在存世的中华古籍中占有相当重要的比重，不仅是中医学术传承数千年最为重要的知识载体，也是中医为中华民族繁衍昌盛发挥重要作用的历史见证。中医药典籍不仅承载着中医的学术经验，而且蕴含着中华民族优秀的思想文化，凝聚着中华民族的聪明智慧，是祖先留给我们的宝贵物质财富和精神财富。加强对中医药古籍的保护与利用，既是中医学发展的需要，也是传承中华文化的迫切要求，更是历史赋予我们的责任。

2010 年，国家中医药管理局启动了中医药古籍保护与利用能力建设项目。这既是传承中医药的重要工程，也是弘扬优秀民族文化的重要举措，不仅能够全面推进中医药的有效继承和创新发展，为维护人民健康做出贡献，也能够彰显中华民族的璀璨文化，为实现中华民族伟大复兴的中国梦作出贡献。

相信这项工作一定能造福当今，嘉惠后世，福泽绵长。

国家卫生和计划生育委员会副主任
国家中医药管理局局长
中华中医药学会会长

王国施

二〇一四年十二月

王序

二

马 序

　　新中国成立以来，党和国家高度重视中医药事业发展，重视古籍的保护、整理和研究工作。自 1958 年始，国务院先后成立了三届古籍整理出版规划小组，分别由齐燕铭、李一氓、匡亚明担任组长，主持制订了《整理和出版古籍十年规划（1962—1972）》《古籍整理出版规划（1982—1990）》《中国古籍整理出版十年规划和"八五"计划（1991—2000）》等，而第三次规划中医药古籍整理即纳入其中。1982 年 9 月，卫生部下发《1982—1990 年中医古籍整理出版规划》，1983 年 1 月，中医古籍整理出版办公室正式成立，保证了中医古籍整理出版规划的实施。2002 年 2 月，《国家古籍整理出版"十五"（2001—2005）重点规划》经新闻出版署和全国古籍整理出版规划领导小组批准，颁布实施。其后，又陆续制定了国家古籍整理出版"十一五"和"十二五"重点规划。国家财政多次立项支持中国中医科学院开展针对性中医药古籍抢救保护工作，文化部在中国中医科学院图书馆专门设立全国唯一的行业古籍保护中心，国家先后投入中医药古籍保护专项经费超过 3000 万元，影印抢救濒危珍、善、孤本中医古籍 1640 余种，开展了海外中医古籍目录调研和孤本回归工作。2010 年，国家财政部、国家中医药管理局安排国家公共卫生专项资金，设立了"中医药古籍保护与利用能力建设项目"，这是继 1982～1986 年第一批、第二批重要中医药古籍整理之后的又一次大规模古籍整理工程，重点整理新中国成立后未曾出版的重要古籍，目标是形成并普及规范的通行本、传世本。

为保证项目的顺利实施，项目组特别成立了专家组，承担咨询和技术指导，以及古籍出版之前的审定工作。专家组中的许多成员虽逾古稀之年，但老骥伏枥，孜孜不倦，不仅对项目进行宏观指导和质量把关，更重要的是通过古籍整理，以老带新，言传身教，培养一批中医药古籍整理研究的后备人才，促进了中医药古籍保护和研究机构建设，全面提升了我国中医药古籍保护与利用能力。

作为项目组顾问之一，我深感中医药古籍保护、抢救与整理工作的重要性和紧迫性，也深知传承中医药古籍整理经验任重而道远。令人欣慰的是，在项目实施过程中，我看到了老中青三代的紧密衔接，看到了大家的坚持和努力，看到了年轻一代的成长。相信中医药古籍整理工作的将来会越来越好，中医药学的发展会越来越好。

欣喜之余，以是为序。

中国中医科学院研究员

马继兴

二〇一四年十二月

校注说明

　　《救急易方》由明代医家赵季敷（字叔文，生卒年不详）辑，书成于明正统年间（1436—1449），全书不分卷。该书初刊于湖、广、川、浙等地，后流传于其他多数州郡及日本等国。

　　《救急易方》现仅存明成化十四年（1478）刻本，藏于上海图书馆。明代医家张时彻所编纂《急救良方》一书所载大部分内容与本书相同，但在体例上有较大变化。本次整理即以上海图书馆所藏明成化十四年（1478）刻本为底本，以中国科学院图书馆藏明嘉靖二十九年（1550）自刻本《急救良方》为他校本。整理以本校为主，理校与他校为辅，具体处理原则如下：

　　1. 原繁体竖排改为简体横排，并采用现代标点。

　　2. 原书中代表前文的"右"字一律改为"上"字。

　　3. 底本中的异体字、古字、俗字以规范字律齐。

　　4. 通假字出注说明。

　　5. 对书中疑难字词酌情注释。

　　6. 凡底本与校本不同，显系底本错误者，则据校本改正，出校记以说明；凡底本与校本不同而文义皆通，或难以判定何者为是，则出校记以存异；凡底本引用他书之处有删节或改动，不失原义者，不改原文，不出校记。

7. 原书中漫漶不清、难以辨认之处，以虚阙号"□"按所脱字数补入，并在校记中说明。如据校本补齐者，出校记以说明。

8. 底本正文中仅有序号而无标题，今据目录将标题补入正文，且将原目录标题在前、序号在后的形式统一改为序号在前、标题在后的形式。

9. 为使文例统一及阅读方便，今于正文之前补标题"内外门"。

序①

　　国朝永乐间大宗伯胡忠安公有《卫生易简方》，正统间又有赵淑文《救急易方》、黄吉甫《备急仙方》。《卫生易简方》有官板，又刊于金华。《救急易方》则刊于湖广，刊于四川，刊于浙江。《备急仙方》则刊于吴下。河南大参孙公伯大又以《救急》《备急》二方总名之曰《备急》而刊于河南。此皆仁人之用心，无非欲广其传，使天下之人转夭阏②而为仁寿之归也。然如此传之而犹不甚广，如扬州一大郡，所有者惟三四家，而况于天下之广，岂能一一遍及哉？近扬州守三山杨公成玉，到任不久即出行部验灾伤，觉濒海穷乡之民患病苦于无医，及有医而又无药，有药而又无方，乃甘心于巫觋③祷祈之末，不然则袖手待毙而已。杨公为之恻然，思欲有以拯之，乃命工以《救急易方》重新翻刊，将欲家给一册，使穷乡之民有稍知医识字者，能对证检方，执方寻药，幸而中则一方可活一人之命，使皆活而无夭焉，则其所活又可胜数哉！此则杨公之所以用心也。板刻既成，且请余序所以重刊之意。余惟此

---

　　① 序：原无，校注者加。
　　② 夭阏（è厄）：夭亡，夭折。唐·白居易《夏日作》诗："庶几无夭阏，得以终天年。"
　　③ 巫觋（xí习）：巫师。《说文解字·巫部》："能斋肃事神明也。在男曰觋，在女曰巫。"

方谓之"救急",可见其汲汲①焉有救人之心;谓之
"易",又可见其休休②焉有救人之术。孟子所谓以不忍人
之心行不忍人之政,盖惟有仁人之心而后能行仁者之政
也。则是方者,合仁心仁政而一之者欤!杨公以甲申进士
授监察御史陞守扬州,观此亦可见其为政之一节云。

成化己亥冬十月初吉
赐进士出身河南按察司副使致仕古碓高宗本书

---

① 汲汲:急切状。《礼记·问丧》:"其送往也,望望然,汲汲然,如有
追而弗及也。"
② 休休:宽容。《尚书·秦誓》"其心休休焉,其如有容",孙星衍
《尚书今古文注疏》引郑康成曰:"休休,宽容也。"

目 录

① 蛊：原作"鼓"，据正文改。

妇人门

小儿门

---

① 开：原作“门”，据正文文义改。

内外门

一　五绝死

救五绝死自缢死、溺水死、打扑跌磕木石压死、产后血迷晕死、中恶鬼击死、夜魇死，凡心头温者皆可救，治用半夏，汤泡七次，为末，丸如豆大，吹入鼻中，喷嚏即活。或用皂荚为末吹入鼻中，亦妙。

又方，用葱黄心或韭黄，男左女右，刺入鼻中深四五寸，令目中出血即活。

又方，急于人中穴及两脚大母指甲离甲一韭叶许，各灸三五壮即活。脐中灸百壮亦效。

二　自缢死

救自缢死，须安定心神，抱起缓缓解下，用膝头或手厚裹衣，抵定粪门，切勿割断绳，抱下，安被卧之，刺鸡冠血滴入口中，涂喉下，男雌女雄。一人以脚踏其两肩，以手少挽其顶发，常常紧，勿放之。一人以手揉其项，捻正喉咙，按据胸上数数动之。一人坐于脚后，用脚裹衣抵住粪门，勿令泄气，泄气即死。仍摩，将臂腿屈伸之。若已僵，渐渐强屈之，并按其腹。虽气从口出，呼吸眼开，犹引按莫置，亦勿苦劳之。用芦管四筒，取梁上尘如豆大，入管中，却将芦管置死人两耳、两鼻，用四人各执一筒，用力吹入耳鼻，待其气转，但心下温，无不活者。频以姜汤及粥饮含与之，润其喉咙。

又方，紧用两手掩其口，勿令透气，两时许，气急即活。

三　溺水死

救溺水死一宿者尚活。用皂荚为末，绵裹，塞粪门，须臾出水即活。

又方，救起放大凳卧着，脚后凳垫①起砖二块，却用盐擦脐中，待水自流出，切不可倒提出水。但心下温者，皆可救。

又方，急解衣带，艾灸脐中，仍令两人以芦管吹其耳中即活。

又方，取灶中热灰石土，将溺者埋于其中，从头至足，水出七孔即活。

又方，以屈死人两脚着生人肩上，以死人背贴生人背担走，吐水即活。

又方，用酒瓶一个，以纸钱一把烧放瓶中，急以瓶口覆溺水人口面上或脐上，冷则再烧纸钱于瓶内，覆口面脐上，去水即活。

前数方皆效，奈人不谙晓，多以为气绝而不与疗，惜

---

① 垫（diān 巅）：原作"佔"，据《急救良方·五绝死》改。"垫"为垫起之义。《说文解字·土部》："垫，屏也。"段玉裁注曰："高貌，高可屏障。"

哉！从其便而用之可也。

四　木石压死

救木石压死，并跌磕伤，从高坠下跌死，气绝不能言者，取药不便，急擘开口，以热小便灌之。

又方，扑打坠损，恶血攻心，闷乱疼痛，用干荷叶五斤，烧令烟尽，空腹，以童便温一盏，调下三钱，日三服。

又方，被打，恶血攻心，用人小便一碗，温服。

又方，伤肢折臂者，即将折处搒①定，用好酒一碗，旋热，将雄鸡十只刺血在内，搅匀，乘热饮之，仍将连根葱捣烂炒热，付②上，包缚，冷再换。亦治刀刃伤，痛与血随止。

五　中恶死

救中恶鬼击客忤等一切卒死，用菖蒲根，生捣绞汁，灌鼻中或口中即活。

又方，治卒死心头热者，用百草花，晒干水渍③，封埋百日，砂锅内连水煎稠，丸如皂荚子大，放一丸入患人口内，须臾即活。

又方，用井底泥涂目毕，令人垂头于井，呼其姓名便

---

①　搒（péng 朋）：《集韵·平声四·庚第十二》："相牵也。"此处意为牵引对接。

②　付：涂，搽。《清平山堂话本·刎颈鸳鸯会》："付粉施朱。"

③　渍：原作"溃"，据《急救良方·五绝死》改。

起效。

又方，薤捣汁，灌鼻中。

又方，以雄鸡冠割取血，芦管吹入鼻中，并涂其面，干后复涂，仍以灰围四旁，立起。

又方，以猪脂如鸡子大，苦酒灌喉中。

又方，治客忤卒死还魂汤，用麻黄三两去节，杏仁七十个去皮尖，甘草一两，以水二碗，煎至一碗，去柤①灌之，通治诸卒死。

又方，韭根一把，乌梅二十七个，吴茱萸一两，以水三碗煮之，放病人头绳在内三沸，头绳浮者治，沉者死。去柤分饮之。

又方，治中恶，心痛或连腰脐者，盐如鸡子大，青布包，烧赤，投酒中饮，当吐恶物。

又方，治鬼击病卒着人，如刀刺胸腹内，痛不可按，熟艾水煮服。若卒心痛，为客气所中者，当吐出虫物。

又方，卒死而壮热者，用矾石半斤，水五碗煮消，以浸脚，令没踝。

卒死而闭目者，骑牛临面，捣薤汁灌耳中，吹皂荚末入鼻，立效。

又方，卒死而口张反折者，灸两手足大指甲后各十四壮。

---

① 柤（zhā 扎）：同"渣"，渣滓。

又方，卒死，四肢不收，失便者，马屎一升，水三斗煮，取汁二斗以洗之。又取牛粪一升，温酒和，灌口中。灸心下一寸，脐上二寸，脐下四寸，各一百壮。

又方，卒死脉动而无气，用菖蒲屑末内耳鼻孔中吹之，及着舌底。

又方，剔取左角发方寸匕，烧末，酒和灌，令入喉，立起。

又方，小儿卒死吐利而不知何病，用狗屎一丸，绞取汁灌之。无湿者，水煮干者取汁。

又方，用葱白纳下部及鼻中立活。

又方，治胸胁腹内绞急切痛如鬼击之状，不可按摩，或吐血、衄血，用熟艾如拳大，水五盏，煮三盏，频服。

又方，用盐一盏，水二盏，和服，以冷水噀之，即瘥。

又方，旧汗衫，须用内衣，久遭汗者佳，男用女衣，女用男衣，烧灰为末，每服二钱，百沸汤调下。

六　夜魇死

救夜睡①魇死者，不得近前叫唤，但咬痛其脚跟及足拇指甲际，多唾其面。不省者，移动些少卧处，徐徐唤之。原有灯则存；无灯，切不可点照。

---

① 睡：原文漫漶，据《急救良方·五绝死》补。

又方，用皂荚为末吹入鼻中。

又方，桃枝、柳枝取东边者，各三四寸，煎汤二盏，候温灌服。

又方，灶中心对锅底土搥碎为末，每服二钱，新汲水调灌。更挑半指甲许，吹入鼻中。

又方，用芦管吹两耳，或以盐汤灌之，或捣韭汁半盏，灌鼻中。冬月掘根研汁。

七　夏月热死

救夏月途中热死者，不可用冷水灌沃及以冷物逼外，得冷即死。宜移置阴处，急取路上热土，于死人脐上作窝，多令人尿溺于脐中。又取路上热土并大蒜同研烂，水调，去粗灌下。

又方，浓煎灰蓼汁一碗，灌之即活。

八　冬月冻死

救冬月冻死及落水冻死微有气者，脱去湿衣，解活人热衣包之，用大米炒热熨心上，或炒灶灰令热，以囊盛，熨心上，冷即换之，令暖气通，温以热酒、姜汤或粥饮少许，灌之即活。

又方，用毡单或藁荐①裹之，以索系定放平稳处，令两人对面轻轻滚转往来如捍毡法，四肢温和即活。切不可用火烘之，逼寒气入内即死。

---

① 藁荐：蒿草。荐，草。《说文解字·艸部》："荐，兽之所食草。"

九　中砒霜毒

救中砒霜毒，用白扁豆一合为末，冷水①调下。

又方，用清油一碗灌之。

又方，用早禾杆烧灰，新汲水淋汁，生绢滤过，冷服一碗，毒从下利即安。又方，旋刺下羊血或鸡鸭血，热服，兼解鼠莽毒及丹药毒。

又方，蓝根、沙糖二味相和，擂水服之，或更入薄荷汁妙。

又方，以地浆调铅粉末，服之立解。

又方，解砒霜毒，无如酱调水灌下最佳。

十　中蛊毒

救中蛊毒。用白矾一块，嚼之觉甜不涩，次嚼黑豆不腥者，便是有蛊也。用木梳齿上垢腻，不拘多少服之，吐出恶物。

又方，石榴根皮煎汁饮之，即吐出活虫，无不愈者。

又方，用蚕退纸不拘多少，捻作纸条，蘸麻油，烧存性，为末，水调一钱，频服。诸中毒，面青脉绝，昏迷如醉，口噤，吐血，服之即苏。

又方，治百蛊不愈者，取鹁鸠热血，随多少服之。

又方，取白鸡鸭血，灌口中立效。

又方，取胡荽根，捣汁半盏，不拘时服，其蛊立下，

---

① 冷水：原文漫漶，据《急救良方·中诸毒》补。

和酒服更妙。

十一　食河豚毒

救食河豚毒，急以清油多灌之，吐出为愈。

又方，用五倍子、白矾等分为末，水调灌之。

十二　食鱼中毒

救食诸鱼中毒，用橘皮汁、大豆汁、马①鞭草汁、芦根汁、紫苏汁饮之。

又方，食鳝、鳖、虾蟆毒，生豉②一大合，新汲水半碗浸，令豉水浓，顿服③之即瘥。此三物令人小便秘、脐下痛，有至死者。

又方，食蟹中毒，浓煮紫苏，饮一两盏解之。

十三　六畜肉毒

救食六畜肉中毒，以水服壁上黄土一钱，即瘥。

又方，食牛肉中毒，以猪牙烧灰为末，水调一钱服。又只饮井水一碗，自消。又方，食马肉中毒，捣芦根汁，饮一盏，兼作汤浴之，即解。

又方，食风狗肉中毒，用杏仁三两，和皮细研，以热汤三盏拌和匀，分温三服，其狗肉皆全片出即瘥。

又方，食猪肉中毒，以烧猪粪为末，水调服一钱，不

---

① 马：原文漫漶，据《急救良方·中诸毒》补。
② 生豉：《急救良方·中诸毒》作"豆豉"。
③ 顿服：《急救良方·中诸毒》作"温服"。

过三服瘥。

又方，食鸭肉中毒，以糯米泔温服三盏。

十四　一切蕈毒

救食一切蕈毒，掘地坑，汲井水在内搅之，连饮泥水一碗。

又方，治食菜中毒，用鸡粪烧为末，水调服一钱，未解更服。

十五　中药草毒

救中诸药草毒，用绿豆粉水调服。

又方，生姜捣汁服。

又方，解诸毒，杀腹内毒虫，用蓝青叶研水服。

又方，玉簪花根擂水服。

又方，中诸药毒，用甘草、黑豆、淡竹叶等分，挫碎，水一碗，浓煎服。

又方，解鼠莽毒，用枯明矾同极好茶末少许，新汲水调服，累有效验。

又方，用大黑豆煮汁服之。

又方，解百药毒，用出了蚕子纸烧灰研细，每服一钱，冷水调下，频服取瘥。虽面青脉绝，腹胀吐血，服之立治。亦治牛马食花蜘蛛腹胀欲死者。

又方，治丹毒，用灶中对锅底土，水调服。

十六　桐油毒

治误食桐油，令人呕泄，饮热酒乃解。

十七　救虎伤

救虎伤，用生姜汁服，兼洗伤处，白矾末付疮上。

十八　毒蛇伤

救毒蛇伤并诸色恶虫伤，毒气入腹者，用苍耳草嫩叶捣汁灌之，将粗厚罨①伤处。犬咬，煮汁服之。

又方，蛇咬，用白矾置刀上烧汁，热滴咬处。亦以矾汤服之。

又方，治蛇咬毒入腹者，取两刀于水中相磨，饮其汁。

又方，治蛇伤毒，用贝母为末，酒调，令患者尽量饮之。须臾，酒自伤处为水流出，候水尽，却以粗付疮上。若所伤至垂死者，但有少气，服此即活。

又方，用灰蓼②捣汁饮之，粗付伤处，仍以头发缚两头。

又方，恶蛇③咬伤，顿仆不可疗者，香白芷为末、麦门冬去心，浓煎汤调下。顷刻，咬处出黄水尽，肿消皮合，仍用此药粗涂伤处。

又方，水萍捣绞汁服。

又方，治蛇咬，急于无风处，以麻皮缚咬处上下。重

---

① 罨（yǎn 演）：《急救良方·诸虫蛇伤》作"敷"。罨，覆盖。段玉裁《说文解字注·网部》："罨……从网。奄声。奄覆也。"

② 蓼：原作"蓼"，据《急救良方·诸虫蛇伤》改。

③ 蛇：原文漫漶，据《急救良方·诸虫蛇伤》补。

者，刀剜去伤肉，小便洗令净，烧铁物烙之，然后填蚯蚓泥，次填陈年石灰末，绢扎住。轻者，针刺疮口并四旁出血，小便洗净，以蒜片着咬处，艾灸三五壮。

十九　风犬伤

治风犬伤，急于无风处，嗍①去疮孔血。或是干孔，则针刺去血，小便洗令净，用半瓣胡桃壳②以人粪填满，掩疮孔，艾灸一百壮后，一日灸一壮，百日止。急胀者，用虾蟆干一个，斑猫二十个去头翅足，用糯米炒黄，只用斑猫与虾蟆为末，酒调或水调服之，分为四服，以小便泻下恶物为度，未见恶物，量轻重再服。再③服者，用韭菜汁一盏。常敷者，用虎骨末和石灰，腊猪脂调，付之。禁饮酒、食鸡鱼猪肉肥腻，终身忌食犬肉、蚕蛹。春夏初交，犬多发狂，被咬者，无出于灸。七日当一发，三七日不发，可全免。如见痛定疮合，便以为好不治者，必死。犬狂者，其尾必直下，不卷起，口流涎，舌黑色。

又方，用虾蟆后两腿捣烂，醋调服，先于患人头顶上拔去血发三两根，小便内见沫似狗形。

又方，用落幕草子，酒二碗煎一碗服。

又方，用紫苏叶细嚼，敷患处，即不痛。

---

① 嗍（shuò 朔）：吮吸。元·杨维桢《周铁星》："刮民膏，嗍民髓。"
② 半瓣胡桃壳：原文"瓣胡"二字漫漶，据《急救良方·诸虫蛇伤》补。
③ 再：原作"常"，据《急救良方·诸虫蛇伤》改。

二十　常犬伤

治常犬伤，用蚯蚓泥和盐研付之。亦治狂犬伤及毒蛇伤。

又方，以沙糖涂之。

又方，以笔就所伤处书一虎字，外尽圈围之，又剪狗尾毛付之。

又方，急于无风处，嗍去疮孔血，小便洗净，用热牛粪付，或鼠屎为末和猪脂付，或韭菜和石灰捣成饼子，阴干为末，和猪脂付。更以韭菜或生姜捣汁服之。

又方，杏仁研细，先以葱汤洗，然后以此涂伤处。

又方，用蓖麻子五十粒去壳，井水研成膏，先以盐水洗咬处，次以此药敷贴。

又方，狗咬，涎入疮，令人昏闷，浸椒水调莽草末涂之。

又方，白矾为末，糁①疮内裹之。

二十一　马咬

治马咬及踏人，用艾灸疮上并肿处，又用妇人月经或人屎或马屎或鼠屎烧为末，和猪脂，但取一味皆可付。

又方，鞭梢烧灰涂之，独颗栗子烧灰贴亦妙。

又方，人体先有疮，因乘马为马汗或马毛入疮中，或为马气汗蒸，皆致肿痛，宜数易冷水渍之，难渍处以布浸

---

① 糁（sǎn 伞）：涂沫，粘。明·魏学洢《核舟记》："石青糁之。"

湿搨①之。

又方，割鸡冠血三五滴入疮内，大马用雌鸡，小马用雄鸡。

二十二　猪咬

治猪咬，用屋霤②中泥涂之，即今之承溜也。

二十三　猫咬

治猫咬，用薄荷汁涂之。

又方，用浸椒水调莽草末付。

二十四　鼠咬

治鼠咬，用猫毛烧灰，麝香少许，津唾调付。

二十五　中风

治中风心烦恍惚，或腹痛，或绝而复苏，用灶中对锅底土一块，研碎，水调服。口噤者，强开灌之。良久不省人事者，用香油或姜汁灌之。

又方，中风口噤不开，痰涎壅塞，用皂荚一挺去皮弦，涂猪脂，以火灸黄为末，每服一钱。气实盛者，二钱，温酒调服。牙关不开，白梅揩齿，口开即灌药下，吐

---

① 搨（dá达）：原作"塌"，据《急救良方·诸虫蛇伤》改。"搨"有"贴"之义，《本草纲目·土部·蚁蛭土》："又死胎在腹，及胞衣不下，炒三升，囊盛。搨心下，自出也。"

② 霤（liù六）：檐下滴水处。《仪礼·燕礼》："设洗篚于阼阶东南，当东霤。"

出风痰愈。

又方，中风无药备用，急取顶心发一撮毒掣之，以省人事为度。

又方，中风痰拥①不省人事者，用白矾二钱为末，生姜自然汁调灌之。

又方，治中风忽然若醉，形体昏闷，四肢不收，涎潮于上膈，气闭不通，猪牙皂荚四条肥实不蛀者去黑皮，白矾一两光明者，共为末。轻者半钱，重者七分，温水灌下，但微出冷涎一二升便醒，次缓调治。

又方，治中风不省人事，涎潮口噤，语言不出，得病之日便进此药，可使风退气和，不成废人，用柏叶一握去枝，葱白一握连根，细研如泥，无灰酒一钟，同煎一二十沸，去粗温服，不拘时。如不饮酒，分作四五次服。

又方，治瘫风、痪风、大风一切诸风，仍治脚气，并擿扑伤折及破伤风，服过百粒即为全人。用紫色浮萍，七月半择取净者，不以多少，以盆盛水，以竹筛盛萍，阁②于水盆上晒干，为细末，炼蜜丸如弹子大，每服一粒，豆淋酒，空心食前化下。造③豆淋酒法，用黑豆半升，拣净④炒，令烟出，以无灰酒三升浸一昼夜，去豆，取酒用之，亦可常服。

---

① 拥：通"壅"，阻塞。《三国志·夏侯尚传》："事不拥隔。"
② 阁：搁，置放。《说文通训定声·豫部》："阁，凡止而不行皆谓之阁。"
③ 造：原文漫漶，据《急救良方·诸风》补。
④ 净：原作"争"，据《急救良方·诸风》改。

又方，治中风身体强直，不得屈伸反覆，用枸橘树皮细切一升，以酒二升浸一宿，每日温酒服半升，酒尽再作。

又方，治暗风倒地，用北细辛为末，每挑一字搐鼻中。

又方，治中风失音，白僵蚕七枚为末，酒调服。

又方，韭菜捣汁服。

又方，产后中风不语，角弓反张，用大蒜三十片，水一碗，煮半碗灌下。

治口眼㖞斜，用蓖麻子去壳研碎，涂在手心，以一盏子置在手心蓖麻子上，用热水贮盏中，口正则急取盏子。右歪，涂左手心；左歪，涂右手心。口眼才正，急洗去药，或随病处贴亦可。

又方，瓜蒌擂烂，绞取汁，和大麦面①捣②作饼子，炙令热，熨，如正便止，不令太过。用大鳝鱼一条，以针刺头上血，左歪涂右，右歪涂左，以平正即洗去，鳝鱼放之，则不发。

又方，用水调石灰，如前法涂之。

二十六　大风

治大风，肌肉麻痹，皮肤坏烂，用桑枝烧灰二斗，热

---

① 大麦面：《急救良方·诸风》作"荞麦面"。
② 捣：原作"搜"，据《急救良方·诸风》改。

汤淋，取汁洗头面，次用大豆及绿豆浆，添熟水①，三日一浴，一日一洗面。却用侧柏叶蒸晒干，白胶香各等分，为末，蜜丸，温水下三七粒，日三服。

又方，治大风恶疾，双目昏暗，眉发自落，鼻梁崩倒，肌肤疮烂，若不可救，此方特效。用皂荚刺三斤，炭火蒸，久晒，干为末，浓煎大黄汤下二钱，服数②日间，眉发再生，肌肤悦润，眼目愈③明。

又方，治大风，不拘久近，用真麻油半缸，入坐其中，浸七日，无不瘥者。

又方，大风癫疾，用炼成松香白色者，不计多少，捣熟研④，炼蜜和丸如桐子大，每服一十丸，食前蜜汤下，一月后大效。

二十七 诸风痛

治诸风痛，俗呼马风病，用生白矾一两，研好腊茶半两，炼蜜为丸如桐子大，每服三十丸，再用腊茶汤下，久服，其涎自大便出。

二十八 白虎风

治白虎风历节痛甚，肉理枯虚，生虫游走，痒痛，

---

① 添熟水：《急救良方·诸风》作"和热水"。
② 数：《急救良方·诸风》作"旬"。
③ 愈：《急救良方·诸风》作"自"。
④ 捣熟研：《急救良方·诸风》作"研为细末"。

兼身体麻木，兼治传尸劳虫，甚效。用正①川椒红大者，去子并合口者，以黄秆纸二重于炉上炒出汗，取顿地上，用沙盆盖，以灰围盆弦约一时辰，为末，老酒浸白糕为糊，丸如桐子大，每服四十丸，食前盐汤下。若治麻木，辣桂煎汤下。腰痛，茴香酒下。

又方，治白虎风走注痛痒②，用三年陈酽醋二碗，葱白二斤，煮一沸，漉出，布帛③热裹，当患处熨之。

又方，用芥菜子为末，鸡子白调，付患处。

二十九　伤风时疫

治伤寒时疫及伤风，初觉头痛身热，用带根葱头十④个切碎，以醋一盏煎稀粥，饮一碗，乘热吃下，以被盖，汗出即解。

又方，治伤寒已发汗、未发汗，头痛如破，生姜二两，连须葱白半斤，用水二碗煎，令减半，去粗，分三服。

又方，治初觉伤寒、伤食、伤酒、伤风，以酸齑汁三大碗，煎三五沸，于避风处先饮半碗，以手揉肚，再饮半

---

① 正：《急救良方·诸风》作"真"。
② 痒：《急救良方·诸风》作"痹"。
③ 帛：原作白，据《急救良方·诸风》改。
④ 十：《急救良方·伤寒时疫》作"一"。

碗，又用手揉肚，更饮更揉，直至餍足①，心无所容，以鸡翎探喉中，令吐，后煎葱醋辣汤投之，以衣被盖覆，汗出愈。或用百沸汤，依前法饮揉，探吐亦妙。或用甜菜捣汁饮之。

又方，导引一法，教病人盘脚而坐，用两手交十指，攀脑后风池、风府二穴，乃是风门也。向前叩首，几至于地，如此连点一百二十数，急以葱醋粥、辛辣汤投之，汗出立解。

又方，天行病，热盛，用蚯蚓以盐涂之，化成水，去泥饮之。亦治交接劳复，或阴肿缩入腹痛。

又方，天行病，心闷，用水中细苔捣汁服。

又方，治伤寒，鼻中出血不止，用茅草花一大把，无花用根，以水煎浓汁，食后服。

治阴证大效，用葱白一大把如茶盏，用纸卷紧，却以快刀切齐一指厚片，安于脐上，以热熨斗熨之，待汗出为度，一片未效，再切一片熨之。

又方，治阴毒伤寒，用芥菜子末，新水调如膏药，贴脐上，汗出为愈。

又方，治时行病新好后，多伤饮食，其病后发，用杏仁五两，去皮尖，醋一②碗，煎半碗服取汁愈。治时行病

① 餍足：原作"厌足"，据《急救良方·伤寒时疫》改。餍足，饱足之义。《孟子·离娄下》："卒之东郭墦间，之祭者乞其余；不足，又顾而之他。此其为餍足之道也。"

② 一：《急救良方·伤寒时疫》作"二"。

后，犯房劳复发，男病以妇人裈裆烧灰汤调服，女病以男子裈裆烧灰汤调服。

治孕妇遭时疫，令子不安①，用井底泥涂足心。

又方，用灶中对锅底土研细末，水调服，仍涂脐上方五寸，干再换。

治天行瘟疫传染，凡患瘟疫之家，将初病人衣服于甑上蒸过，则一家不染。若亲戚乡里有患瘟疫欲去看问，先将清油抹鼻孔，后出外又将纸捻于鼻内，探取喷嚏三五个，则不传染。

又方，用雄黄研细，水调，以笔浓蘸涂鼻窍中，与病人同床，亦不相染，初洗面后及卧时点之。

又方，凡入病人房内，须舌柱上腭，努力闭气一口，使气充满毫窍，则病不能染着。

又方，五月五日收苍耳草，阴干，水煎服。

伤寒戒忌：病新差后，但少吃糜粥，常令稍饥，不得饱食，反此则复。不得早起，不得梳头洗面，不得多言，不得劳心费力，反此则复。及瘥后百日内，气体未得平复，犯房室者死。又忌食羊、鸡、狗肉、肥油腻、诸骨汁及醃藏鲊脯、油饼面，食，病再发。

三十 头痛

治头痛，用皂荚为末，吹入鼻中得嚏则止。

---

① 安：原作"损"，据《急救良方·伤寒时疫》改。

又方，治远年、近日一切偏正头疼，用萝卜取汁一蚬壳，令病人仰卧，右疼注入左鼻，左疼注入右鼻，左右皆疼，两鼻并注之。

又方，治偏头痛绝妙，用荜拨为末，令患者口含水，左边疼，令左鼻吸一字①，右边疼，令右边吸一字，即效。

又方，治头痛，用大蒜一枚，去皮，研取汁。令病人仰卧，垂头，以箸蘸点入鼻中，急入脑，眼中泪出，瘥。

又方，治偏头痛，用蓖麻子一两，去皮研烂，贴痛处。

三十一②　缠喉风

治缠喉风，以桐油灌之，或灯盏底油灌之，吐出风痰立愈。

又方，用马兰头草，夏取叶，冬取根，捣汁和醋，滴入鼻中。

又方，治喉闭逡巡不救，用皂荚去皮子半两，为细末，箸头点少许在痛处，更以醋糊调药末，涂项上，须臾便破，血出立效。

又方，先用漆箸烧，令有烟，含口中不得出，候烟气入喉，发嗽即破，次用别药。

又方，用蛇壳烧灰，每用一钱，以竹筒吹入喉内。

---

①　一字：散剂剂量单位，一字药散约合一分。
②　三十一：原脱，据前后文例补。

又方，用生白矾研细，涂于绵针上，按于咽中，立破。绵针用榆条，上以绵裹作枣大是也。

又方，用射干即扁竹叶根也旋取新者，不拘多少，擂烂取汁，吞下，或动脏腑即解。或用醋同研取汁，噙，引出涎愈。

又方，用嫩艾叶旋取研汁，逐时吞下，亦佳。或用鼓槌草、土牛膝，以二味生捣烂取汁灌下。

又方，如左右喉痹，于顶上分左右头发，用手挽拔之，剥然有声立效。

又方，用马屁勃吹咽喉中，立止。

又方，以大布针于病人两手大拇指侧去爪甲一韭叶许刺二分，以手将所出血再以白汤口中含漱，立愈。

又方，治双乳蛾，用皂荚二片杂草烧，镬锈即百草霜一钱为末，冷水调，加清油数点灌下，或用灯草烧灰付上。

又方，治喉间胀肿如帝钟①者，以盐煅过，鸡毛蘸，傅上即消，不须刺破，破则伤人。

三十二　心痛

治心痛，生地黄一味，取汁搜治心痛怀饦②，或作冷

---

①　帝钟：道家法器。《道书援神契·帝钟》云："古之祀神舞者执铙，帝钟铙之小者耳。"

②　怀饦（bótuō 伯托）：即傅饦，汤饼。宋·欧阳修《归田录》卷二："汤饼，唐人谓之'不托'，今俗谓之傅饦矣。"

淘①，随人所食多少，但忌用盐，能疗一切心痛，无问久新，服之良久，当利即愈。

又方，用地上隔年葱捣汁一杯，和香油半盏，顿服。

又方，用荔枝核七个，烧存性，为末，酒调服。

又方，治心气疼痛，用醋一盏，加生白矾一小块如皂子大，同煎至七分，温服效。

又方，治卒心痛，用橘皮去白，炙少许，煎饮之。

又方，以新嫩槐枝一握，切去两头，水二盏，煎至一盏，去粗，分二次热服。

又方，治急心痛，热痛，用灶中心对锅底泥，水煮服②。若冷痛，以酒服。亦治颠狂不识人。

又方，治苦热饮冰水及冷水过多，心脾疼痛，久不愈者，用汉椒二十粒，浸于浆水盆中一宿，漉出，还以水吞之，其病即愈，更不复作。

又方，治虫咬心痛，香油、盐熬，热服一盏。

又方，治寸白虫攻心痛，用酸石榴东行根二两，糯米三十粒，水浓煎，空心服。

又方，治蛔虫日夜咬人，腹内痛不可忍者，用苦楝树白皮二斤，去粗皮，切碎，用水一斗煎至三升，去粗，于沙锅内慢火熬成膏，每日于五更初，用温酒调下半匙，以

---

① 冷淘：凉面、过水面之类食品。宋·王溥《唐会要·光禄寺》："冬月，量造汤饼及黍臛，夏月冷淘、粉粥。"仇兆鳌注："朱曰：以槐叶汁和面为冷淘。"

② 水煮服：《急救良方·心病》作"冷水服"。

虫下为度。

又方，治三虫，捣桃叶，绞取汁，空心服一盏。

又方，治寸白虫，用酸石榴根一握，以水浓煎汁，空心先嚼肉脯，次服石榴根汁，则虫尽去。

三十三 心腹恶气

治心腹恶气，口吐清水，用叶捣汁饮之，干煮汁服。

又方，治一切冷气、鬼邪、毒气，艾和干姜末为丸，每服三十丸，日再服。

又方，治腹痛气恶，用高良姜炒焦，酒煎服，或用胡椒研碎，酒煎服。

三十四① 沙证

治沙证，所感如伤寒，头痛呕恶，浑身壮热，手足指微厥，或腹痛闷乱，须臾能杀人，先浓煎艾汤服而试之，如吐即是。用五月二蚕纸，碎剪安碗中，以碟盖之，用百沸汤泡碗许，仍以别纸封裹缝良久，乘热饮之，就卧以厚被盖之，汗出愈。

三十五② 绞肠沙

治绞肠沙，用好明矾末调服。

又方，用猪栏上干粪烧灰调服。

又方，若阴沙腹痛而手足冷，看其身上红点，以灯草

---

① 四：原文漫漶，据前后文例补。
② 五：原文漫漶，据前后文例补。

蘸油点火烧之。阳沙则腹痛而手足暖，以针刺其十指，近爪甲处一分半许，出血即安。仍先自两臂捋下其恶血，令聚指头，刺出血。

又方，治绞肠沙，痛不可忍，用盐一两，热汤调，灌入病人口中，盐气一到肠，其痛即止。

又方，治绞肠沙，以手蘸温水，于病人膝腕内打拍，有紫黑处，以针刺去恶血即愈。

又方，治急心痛、绞肠沙秘方，用人粪同蜜擂滤过，新汲水化下，随手即愈。

三十六　积年腰疼

治积年腰疼，用落帚母子为末，酒服一钱，五六服见效。

又方，治闪挫腰痛，用白细曲一块如拳大，烧令通赤，好酒二大盏，焠酒内便饮，令尽，仰卧少顷，效。

三十七　小肠疝气

治小肠疝气，用荔枝核，慢火烧存性，为末，酒调服。

又方，橘核炒，去壳，酒服，亦治腰痛。或用炒盐及炒茴香二包，不住手更换热熨。

又方，用茴香茎叶捣汁一碗，分三服，粗付痛肿处。

又方，治小肠疝气，小便难者，用鸡子一枚，敲碎取黄，以温水调服之，不过三服。

又方，用杜茴香一斤，以老生姜二斤，取自然汁，浸茴香一夜，约姜汁尽入茴香内，以好青盐二两同炒赤，取出焙燥，碾罗为末，无灰酒煮糊为丸如桐子大，每日空心食前服三十丸或五十丸，温酒、米饮任下，此药治疝气累有效。

又方，治疝气走入肾囊痛，用五月五日采榖树叶，阴干为末，空心酒送下。

又方，用楙①树木叶碎切，临发时酒送下。

又方，治偏坠，用曾经煅金银锅子搥碎，研令极细，每服二钱，热酒调下。

又方，灸小肠气，于脚中指下中节横纹上灸三②壮。

治男子阴肿，核大如升，人不能治者，以马鞭草捣烂涂之。

治妇人阴肿坚硬，用小枸橘切碎，炒熟，旧绢作囊盛熨，冷即易之。

三十八　诸气攻刺

治诸气攻刺，及感受风、寒、暑、湿，酒③食所伤，中脘痞闷，呕吐吞酸，用陈皮洗净，新汲水煎服。

又方，治走疰风毒疼痛，用芥菜子为末，以鸡子白调付。

---

① 楙：《急救良方·疝气》作"楝"。
② 三：《急救良方·疝气》作"二"。
③ 酒：《急救良方·诸气》作"饮"。

又方，治走气疼痛，用酸醋拌①麸皮，炒热熨之。

三十九　腰脚软

治腰脚软，用二蚕沙，炒热熨之。

四十　脚气

治脚气，用杉木或节煮汁浸脚，甚效。

又方，用鸬鹚藤为末，每服一钱，酒调服。

又方，治脚气疼痛，槐、柳、楮、桑、桃五件枝煎汤，洗脚，能消肿住痛，先饮酒三杯。

又方，用水红花煮汁浸之。

又方，治脚气，每夜用盐涂擦腿膝至足甲，淹少时，却用热汤泡洗。昔有一人脚气诸方不效，后得此方，常用淹洗，不再发。

又方，治脚气肿痛及蛊肿，用白花商陆，不以多少切碎，酒煮热，连商陆吃。若腹肚蛊肿，用商陆同米煮粥吃。

又方，治脚气攻注，用水中大螺一个，以盐半匕和壳生捣碎，罨于患人脐下一寸三分，用宽帛紧系之，仍办溺器以待其通。此遇异人传授仙方，神验。又曾有人苦脚气攻注，或教搥数螺，付两股上，便觉冷气趋下至足，既而亦安。

又方，治脚气用萝卜煎汤洗之，或晒干为末铺袜内，

---

① 拌：《急救良方·诸气》作"淬"。

或用杨花如棉絮铺在袜内尤佳。

四十一　虚劳

治虚劳，用猪肚子酿①黄糯米蒸熟，捣为丸，白汤下，并治小儿疳疴黄病。

又方，用青蒿细切，水三碗，童便五碗，煎取一碗半，去粗，熬成膏，以甘草末为丸如桐子大，空心，温酒吞二十丸。

又方，枸杞叶半升，细切，粳米二合，瓦器中煮作粥，五味调和食之。

又方，治虚劳，用莲实去皮留心，不以多少，酒浸一宿，入于猪肚内，水煮干，取出切碎，焙干为末，酒糊丸如鸡头大，每服五七十丸，温酒食前服。

又方，用童便两盏，无灰酒一盏，以新瓦瓶贮之，全猪腰子一对，放在内，用泥泥瓶口，日晚以慢火煨②熟，至中夜止③，至五更初，再以火温之，发瓶，饮酒食腰子。病笃者，一月效。瘦怯亦可服此。

又方，治骨蒸劳热，及五痔、肠风下血④、传尸劳气，并虫咬心痛，用鳗鲡鱼，酒醋五味煮食。

---

① 酿：原文漫漶，据《急救良方·虚劳》补。
② 煨：原作"养"，据《急救良方·虚劳》改。
③ 止：原作"上"，据《急救良方·虚劳》改。
④ 血：原作"气"，据《急救良方·虚劳》改。

四十二　传尸劳

治诸传尸劳气，杀虫去毒，用川椒二斤，择去子并合口者，炒出汗，为末，以酒糊丸如桐子大，空心服五十丸效。

又方，用死人枕煮汁服之。

四十三　阳脱证

治阳脱证，或因大吐泻后四肢厥冷，元气不接，不省人事，或伤寒新瘥，误行房事，小腹紧痛，外肾搐缩，面黑气喘，冷汗出不救即死，用葱白连须三七根细切，砂盆内研细，用酒二碗煮至一碗，分作三服灌之，阳气即回。

又方，生姜二两，切碎，酒煎服。亦仍炒葱白，或盐熨膝下、气海，勿令气冷。

四十四　十种水蛊病

治十种水蛊病，肿满喘促，不得眠，用蝼蛄五枚干为末，食前汤调一钱服，小便通，效。

又方，治水肿肚胀，四肢浮，用黄瓜一个，破作两片，不去子，醋煮一半俱烂，空心顿服。

又方，生猪肝一具，细切，顿食之，勿用盐，只用酒。

又方，治水蛊病，用商陆根赤者，杵碎，贴脐心，绢帛缚定，病自小便出。

又方，用青头雄鸭，以水五碗，煮汁一碗，饮尽，厚被盖取汗。

又方，治十种水气不瘥垂死者，用青头鸭一只，治如食法，细切和米，并五味煮极熟，化粥食之。

又方，白鸭一只，去皮毛肠洗净，蒸饭半升，与椒姜同酿鸭腹内，线缝定，如法蒸熟，食之。

又方，用鲤鱼一头，重一斤，和冬瓜、葱白煮羹，食之。

四十五　腹胀满

治腹胀满，用独挦①大蒜，煨熟去皮，绵裹塞粪门，冷即换。亦治关格胀满，大小便不通。

又方，治小儿腹胀，用韭菜根捣汁，和猪脂煎服。

又方，治血胀腹痛，用荷叶酒煮服。

又方，治脾胃不足，过食瓜果，心腹坚胀，痛闷不安，用盐二两，水一碗煎消，顿服，吐下即安。或因食面，令人腹胀，暖酒和姜汁，饮一两杯即消。

又方，用皂荚去子皮弦，为细末，蜜丸如桐子大，肉汁下，利后忌肉一日。

四十六　噎塞病

治噎塞病，用碓头上细糠，蜜丸如弹子大，无时吞一丸，津咽下。

又方，用寡妇木梳一枚，烧灰，煎钥匙汤调下。

① 挦（jí吉）：《急救良方·腹痛》作"囊"。

又方，用芦根五两，切碎，水三钟，煎一钟服。

四十七　干呕哕

治干呕哕，或致手足厥冷，用橘皮四两、生姜半斤，每服水七盏，煮至三盏，去粗，旋温服。

四十八　气卒奔上

治气卒奔上，呼吸有声，喘急欲死者，用韭菜捣汁饮之。

四十九　气结聚

治气结聚心下不散，用桃树上不落干桃子三两为末，每服二钱，空心，温酒调下。

又方，用生姜和杏仁作煎服。

又方，用水中大螺一个，以盐半匕和壳捣碎，罨脐下一寸三分，用宽帛紧系之，待小便通，效。

五十　癖块

治腹中癖块坚硬如石者，取白杨东南枝，去青皮，细切三斤，熬令焦，绢袋盛用，酒一斗，浸蜜封三五日，每食前，暖酒一盏，服之。

又方，治腹中有块如石，痛如刀刺者，用商陆根，不以多少，捣碎蒸之，以新布裹，熨痛处，冷再换。

五十一　痰喘

治痰喘，用胡桃肉三个，生姜三片，临睡细嚼，饮汤三两呷下，就枕又再嚼，如前汤饮下即安。

又方，治年高气喘促，用萝卜子捣罗为末，白汤浸，调五七钱，食后服之，或炒、或用糖蜜作剂为丸服。

五十二　咳嗽

治咳嗽久患，连嗽四五十声者，用生姜汁半合，蜜一匙，煎热，温服，三服立效。

又方，治气喘咳嗽，用杏仁去皮尖、胡桃肉等分，研为膏，入蜜少许，和丸如弹子大，每服一二丸，食后临卧细嚼，姜汤送下。

又方，治咳嗽痰涎，用九尖蓖麻叶三钱，飞过白矾三钱，猪肉四两薄批，棋盘利开渗药二味，荷叶裹之，文武火煨熟，细嚼，白汤送下后，用干物压之。

又方，治久嗽上气诸药不效，用蝙蝠一个，去翅足，烧令焦为末，米饮调下。

又方，治咳嗽，用皂荚，烧，研为末，白汤调二钱下。

又方，治壮实人久嗽即效，用罂粟壳一味，净去筋膜，蜜炙为末，用蜜汤下。

又方，治咳嗽不止，胸膈气壅滞者，取桃仁一升去皮尖，麸皮同炒令黄，细研纳瓶中，以酒五升浸，蜜封三日后，每服暖一盏饮之，日进三四服。

又方，用蝉壳七枚，研末，粥饮调服。

又方，治瘦弱人久嗽屡效，九尖芙蓉叶为末，用鱼鲊蘸食。

又方，用茶二钱，蜜二两，荞麦面四两，以新水一大碗，约打搅千余转，连饮之，饮毕良久，下气。

又方，用凤尾草为末，以鲊蘸食。

又方，治痰嗽面浮，用真蚌粉一味，新瓦上炒，令通红，以碗合地上一宿，出火气，拌青黛少许，同淡齑水滴麻油数点服。

又方，治喘并痰嗽，两服，病不再作，用飞过白矾、五倍子等分为末，每服二钱，以生猪肝火炙热蘸药，食后临卧服。

又方，治久新咳嗽、咯血，用乌梅一两，罂粟壳一个，蜜炙为末，每服二钱，煎乌梅汤下，不拘时服。

五十三　吐血

治吐血并鼻中出血，用藕节捣汁饮之。

又方，用灶中对锅底土一合为末，新汲水一碗，淘取汁和蜜，顿服。

又方，用好绵烧灰打面糊，取法酒①调下。

又方，治鼻中出血，用千叶石榴花，焙干，研为末，吹入鼻中。

又方，治吐血，用侧柏叶，摊新瓦上焙干，为末，每

---

① 法酒：古时按官府法定规格酿造的酒。北魏·贾思勰《齐民要术·法酒》："法酒尤宜存意，淘米不得净则酒黑。"

服三钱，米饮调，食后服，一月除根。

又方，治劳心吐血，用莲心二十一粒为末，酒调二钱，食后服。

又方，治大人吐血及伤饱，低头掬重，内损吐血至多，并血妄行，口鼻俱出，但声未失者，无不效。用百草霜不拘多少，研细。吐血，糯米饮调下。鼻中出血，用一字吹入鼻中，立效。皮肉破处及灸疮出血，糁①半钱立止。

又方，吐血、鼻中出血，用萝卜研汁，入盐，服一盏立效。或以萝卜汁、藕汁仰头滴入鼻中。

又方，治鼻中出血，用乳发烧灰，井水调下，更吹鼻中。如不止，以白纸一张，作八摺或十摺，冷水湿纸放项中，以熨斗熨至一重或二重纸干立止。

又方，用大蒜涂脚心即止。或以葱白捣汁，入酒少许，滴鼻中。

五十四　失音

治失音不能言，或咯血，或中风，用槐花，新瓦上炒香熟，三更后，床上仰卧，随意而食，亦治咯血。

五十五　痰饮

治痰饮②，用白矾一两，水一碗，煎半碗，入蜜少许，

---

① 糁：原作"渗"，据《急救良方·诸血》改。
② 饮：《急救良方·痰嗽》作"厥"。

再煎以①时，温，顿服，须臾吐，如不吐，再饮热水一盏即吐。

五十六　痰厥

治暴患痰厥不省人事，清油一盏，灌入喉中，须臾逐出痰涎立愈。

五十七　转食

治转食呕吐，用陈蚬壳烧白灰，米饮下。亦治痰饮②。

又方，用甘蔗汁七盏，生姜汁一盏，和匀，分五服。

又方，用黄柏末，热酒调三五钱，食后服。

又方，用生姜一两，切如米大，醋浆一碗，煮半碗，空心，和相呷之。

又方，治转食，用千叶白槿树花，阴干为末，陈米汤调送三五口下，转再将陈米饮调药送之。

又方，治翻胃吐食，用真蚌粉，每服二③钱，姜汁米饮调下。

又方，治吐逆不止，用真黄丹四两研细，用米醋二④盏，同入铫内煎，令干，更以火煅通红，冷为末，粟米饭为丸如桐子大，醋醇汤吞七丸，不拘时服。

又方，用黑驴尿，热饮二盏，不可过多，日二服，病

---

① 以：《急救良方·痰嗽》作"少"。
② 饮：《急救良方·胃病呕噎》作"嗽"。
③ 二：原文漫漶，据《急救良方·胃病呕噎》补。
④ 二：《急救良方·胃病呕噎》作"一"。

深者，七七瘥。

又方，惟食干饼饵，尽去羹饮水浆，药亦用丸，自不反动，调理旬日，奇效。有人三世死于反胃，至孙得此方治效。

五十八 消渴

治消渴，用田螺五升，水一斗浸经宿，渴即①饮水，每日换水浸。

又方，用缲丝汤饮之，如无，以生丝煮汁饮之。

又方，治渴欲饮水，用五倍子为末，以水任调方寸匕，不拘时服。

又方，治大渴，用深掘大瓜蒌根，削去粗皮，寸切，以水浸，一日一换，浸五日取出，烂研，细绢绞汁，如作粉法干之，水调②方寸匕，日三四服，入牛乳尤好。

又方，糯稻秆取中段烧灰，淋汁饮。或不烧，便煎服亦妙。或用生牛乳细呷，或生萝卜取汁，时饮少许。

又方，治消渴，用旧屋③上瓦两片，净洗，搥碎，以水煮浓汁，食后温顿服一小盏。

又方，用活蜗牛四十九个，以水一碗，于瓷器中浸一宿，以器盖之，其蜗自沿器上取水，顿④服之。重者，不

---

① 即：原作"印"，据《急救良方·消渴》改。
② 调：原作"服"，据《急救良方·消渴》改。
③ 屋：原作"瓦"，据《急救良方·消渴》改。
④ 顿：《急救良方·消渴》作"温"。

过三服。

五十九　霍乱

治霍乱转筋，用皂荚末吹鼻中，得嚏即止①。

又方，治霍乱转筋吐泻，用稨豆叶生捣，以少醋浸汁服。

又方，治霍乱心腹胀满疼痛，不吐泻，冷汗出，气绝者，用极咸盐汤三碗，热饮一碗，探喉中，令吐尽宿食，不吐更服，讫②再服，三吐乃止。此法大胜诸治，俗人以为田舍浅近，鄙而不用，守死而已，惜哉。

又方，于净地掘一潭，用新汲水一桶倾在内搅，令潭候澄清，连饮三五盏，立愈。大忌饮白米汤。

又方，治转筋入腹痛极将死，用生姜一两搥碎，酒五盏煮，热服。

又方，治霍乱吐泻，服药即出，无法可治，此方立效。用井水半碗，石沸汤半碗，相合服之。

又方，治霍乱吐泻，心腹作痛，用炒盐二碗，布包，顿其胸前并腹肚上，用熨斗火熨，气透，又以炒盐熨其背，则十分无事。

又方，治霍乱转筋欲死气绝，惟腹中有暖气者，用其法以盐纳于脐中令实，就盐上灸一七壮。

---

① 即止：原作"只好"，据《急救良方·霍乱》改。
② 讫：《急救良方·霍乱》作"吐讫"。

六十　伤食

治伤食伤米食，用白面一两，白酒药两丸，为末，炒过，调服①。

又方，治伤肉食，用棠毬去核煎服。

又方，治食索粉、粉片积，用紫苏浓煎汁，加杏仁烂研同服。

六十一　疟疾

治疟疾，用生姜四两，连皮捣碎取汁，夜露至晓，空心冷服。

又方，用狗蝇一个，去翅足，以蜡丸，之当发日，冷酒吞下。

又方，治久疟不愈，用大蒜不拘多少，杵，和黄丹，丸如鸡头大，每服一丸，侵晨面东，新汲水下，端午日合妙。

又方，用牛膝草根水煮，不时服。

六十二　黄疸

治黄疸、黑疸、酒疸、食疸，用猪脂八两，乱头发如鸡子大二块，同煎，临服绞去发，分二服，病从小便出。

又方，治黄疸，用丝瓜连子烧灰为末，因面得病，面汤下，因酒得病，酒调下，数服可愈。

---

①　调服：《急救良方·胃病呕噎》作"滚水调服"。

又方，治黑疸多死，宜急治之，用土瓜根一片，捣碎绞汁，顿服①，当有黄水从小便出，未出更服。

又方，治通身黄肿②，用瓜蒂③焙干三四钱，为细末，每用半字，于鼻内吹上，一日一度，并三日。如不愈，用黄芩末煎汤，下五钱。

又方，治黄疸身眼黄如金色者，用东引桃树根一握如箸大者，切细，以水一碗，煎取半碗，待温，空心顿服④。后三日，其黄离离渐散，可时时饮清酒一盏，则眼易散。忌食猪鱼肉、麸面。煎合时，不可使妇人、鸡，犬见。

又方，治食劳黄目黄、身黄者，用皂矾不以多少，放沙锅子内，木炭烧通赤，用米醋点赤，为末，枣肉为丸如桐子大，每服二三十丸，食后，姜汤下。或治目黄，用苍耳子，安舌上出涎。

又方，治酒疸，用田螺七枚，水养去土，搥碎，取螺头切碎，以热酒浸服。或用田螺煮服。

六十三 好食茶

治好食茶并干茶叶，面黄无力，用花椒去核为末，糊丸如桐子大，茶汤下一十丸。

又方，用苦草为末，和炒熟芝麻，不时干服。

---

① 顿服：《急救良方·疸》作"温服"。
② 黄肿：《急救良方·疸》作"黄疸"。
③ 瓜蒂：《急救良方·疸》作"丝瓜蒂"。
④ 顿服：《急救良方·疸》作"温服"。

六十四　发热口干

治发热、口干、小便赤，用甘蔗捣汁服。

又方，用鸡子三个，白蜜一合，和服之。

又方，用火麻子①五合，研碎，水二升煮去半分，服四五剂瘥。

六十五　烦热少睡

治烦热少睡，用小麦作饭食之。

又方，治烦闷，用野红花苗根绞汁饮，或水煎服。

又方，用葛根捣汁饮，亦治孕妇热病，心闷。

又方，用大豆半升，水二升煮浓汁，食后服。

六十六　自汗

治自汗并夜间盗汗，用五倍子末唾调，填满脐中，束定②一宿即止。

又方，用浮麦炒为细末，每服二钱，米饮下。

又方，临卧时，食宿炊饼一枚即止。

又方，用陈糯米不以多少，麸皮同炒，令黄色，研细为末，米饮调下，不拘时。或白炙③猪肉，蘸食之。

六十七　麻木

治麻木不知痛痒，用芥菜子研细，醋调涂。

---

① 火麻子：《急救良方·热》作"天麻子"。
② 束定：原作"缩定"，据《急救良方·虚劳》改。
③ 炙：《急救良方·虚劳》作"煤"。

又方，用霜降后采桑叶，煎汤洗。

又方，用二蚕沙炒热熨，或用豆淋酒和生鸡子饮。

又方，用麻子炒香，小便浸服。

六十八　风湿痹

治风湿痹，四肢拘挛，用苍耳子三两为散，水一碗半，煎去粗，分作三服。或为细末，糊丸如桐子大，每服五十丸，温酒吞下。

又方，治手足为风湿所伤，兼有脚气，用晚蚕沙，以米醋拌炒令热，用棉絮包熨之。

六十九　泄精

治泄精，用韭菜子二两，炒为末，食前酒下二钱。

又方，用虾蟆衣草捣汁服之，甚效。虾蟆衣即车前草。

七十　白浊白带

治男子白浊、妇人白带，用陈年冬瓜子仁炒，为末，每服五钱，空心，米饮调下。

又方，治小便赤浊，用石莲肉、连心六两，甘草炙一两，为末，每服二钱，灯心煎汤调下。

七十一　诸淋病

治诸淋病，小便赤涩疼痛，用三叶酸浆草洗净，捣汁一盏，酒一盏，搅匀，空心服，立通。

又方，治石淋，用蝼蛄七个，盐二两，同铺于新瓦上，以火焙干，研为末，温酒调下二钱即愈。

又方，治五淋，以多年木梳烧存性，空心，冷水调下，男用男梳，女用女梳。

又方，用白矾为细末，填脐中，滴以井水，通即去。

又方，治淋疼痛不可忍，及砂石淋，以大萝卜切作一指厚，四五片，用好蜜淹少时，安铁铲上，慢火炙干，又蘸又炙，取尽一二两蜜，翻覆炙，令香熟，不可焦，候冷，细嚼，以盐汤送下。

又方，治五淋，用苎麻根两茎，切碎，以水一碗，煎半碗服，立通。

又方，治血淋，用干柿烧存性，为末，米饮汤调下。

又方，治小便淋沥，用葵花一握，水煎五七沸，服之。

七十二　夜多小便

治夜多小便，用纯糯米蒸糕一片，临卧，炙令软热，啖之，仍以温酒下，不饮酒，白汤下，多啖愈佳，行坐良久，待心下空，便睡。一夜十余行者，当夜便止。

又方，用胡桃慢火煨熟，临卧，温酒同嚼下。

七十三　睡中遗尿

治睡中遗尿，用燕窠中草烧为末，水调服①。

又方，用白纸一张，铺于席下，待遗于上，日晒干，烧存性，酒调服。

---

① 水调服：原作"水调"，据《急救良方·淋浊遗精遗尿》改。

又方，用鸡肫肝一具并肠，净洗，烧灰，男雌女雄，为末，酒调服。

又方，用小豆叶捣汁，空心，温服一小盏。

七十四　小便不通

治小便不通，用蚯蚓捣碎，以冷水滤浓汁，服半碗，立通。

又方，治腹胀小便不通，用瓜蒌仁不以多少为末，每服①三钱，温酒调下，不饮酒，以米汤调，顿服，以通为度。

又方，用盐填满脐中，以艾灸盐上，又以乌梅肉为末，水调二钱服，或以麻皮一握，细切，入甘草少许，同煎服。

又方，用炒盐半斤，布裹②乘热熨小③腹。

又方，治小便难，小肠胀，不急治杀人。用葱白三斤，细切，炒令热，以布裹分作两处，更替④熨脐下即通。

又方，用猪胆投热酒中服，立通。

又方，用蝼蛄和盐焙。方具淋病条。

七十五　大小便闭

治大小便不通，关格不利，用皂荚烧，研末，粥饮下

---

① 服：原作"腹"，据《急救良方·大小便不通》改。
② 布裹：原文漫漶，据《急救良方·大小便不通》补。
③ 小：原文漫漶，据《急救良方·大小便不通》补。
④ 替：原文漫漶，据《急救良方·大小便不通》补。

三钱。

又方，用连根葱一二茎带土，生姜一块，淡豆豉二十一粒，盐一撮，同研烂，捻作饼子，烘热，掩脐中，以布条①扎定，久之气透自通，不然，再换一剂。

又方，用明矾末一撮，安脐中，冷水滴湿，须臾立通。

七十六　大便不通

治大便不通，用猪脂二两，水一碗，煮三沸，饮汁立通。

又方，治大便秘结至亟，昏不知人，用大田螺三二枚，以盐一小撮，和壳生捣碎，置病者脐下一寸三分，用宽帛紧系之，即大通。未效，用乌桕木根三寸，研水服②，亦效。就研烂付脐下，亦妙。

又方，用独头大蒜煨熟，去皮，绵裹塞粪门内，即通。

又方，用不蛀皂荚，安瓦上烧着，置马桶内，坐上熏其粪门，自通。

又方，用猪胆一个，入好醋少许，扎鹅毛管上，灌入粪门，效。

又方，用萝卜子一合，研碎，冷水调皂荚灰二三

---

① 布条：《急救良方·大小便不通》作"布绢"。
② 研水服：《急救良方·大小便不通》作"研烂，调水服"。

钱服。

又方，用生麻子不以多少，研烂，水调服之。

又方，用蜜四两，置铜杓内，微火煎之，凝如膏，以杖搅之，勿令焦，乘热取出，急捻作挺子如指长，投入①粪门内，以手按住，大便来时去之。

七十七　尿血

治尿血，用虾蟆衣草捣汁，空心服。或用淡豆豉一撮，煎汤服。

又方，刮竹青一大块，水煎服。

又方，苎麻根十枚，水煮服。

又方，取竹离下根②断入土多年者，不拘多少，水净洗，煎汤并服数碗，立止。

又方，用茅根煎汤饮，多煎顿服为上。

又方，治精竭出血，用麸皮炒香，煎③肥猪肉，蘸食之。

七十八　大小便下血

治大小便下血，用乱发烧灰，研碎，酒调服二钱。

七十九　肠风下血

治肠风下血，用炒槐花、荆芥穗等分，酒调服，亦治

① 投入：《急救良方·大小便不通》作"插入"。
② 竹离下根：《急救良方·诸血》作"篱下竹根"。
③ 煎：《急救良方·诸血》作"煮"。

泄泻。

又方，用猪大脏一个，穰①园荽在内煮食。

又方，用茄蒂烧存性，为末，米饮调服。

又方，用山里枣，俗名鼻涕团，取干者为末，米饮调服，立效。

又方，用柏子仁十四枚，捻破绢囊盛，内好酒三盏，煎至八分，初服反觉加多，再服立止。非饮酒而致斯疾，以艾叶煎汤服，效胜如他药。

又方，用椿根白皮北行根者，去粗皮，酒浸晒干为末，枣肉为丸如桐子大，每服三五十丸，淡酒送下。

又方，用猪一条②控干，炒槐花为末，填入脏内两头，线缚定，以好醋于磁器内，慢火煮烂，切片，沙钵内研烂，为丸如桐子大，每服二十丸，温酒下。

又方，治大便下血不止，用乌梅三两烧存性，为末，好醋打米糊为丸如桐子大，每服七十丸，空心，米饮下。

八十　肠痔

治痔疮，大便下血，用槐树上木耳为末，米饮调一钱，日三服。

又方，治痔漏，用羌螂不以多少，焙干为末，先用白矾水洗净，贴之。

---

① 穰：填，充实。《朱子语类》："心是虚底物，性是里面穰肚馅草。"
② 猪一条：《急救良方·诸血》作"猪脏一条"。

又方，用桃树上干桃子，以穿底窑臼合在下，用火煨之，就坐在臼①上，取烟熏患处效。亦用灰苋煎汤洗之。

又方，用槐花、炒枳壳去穰，各一两，为细末，醋糊为丸如桐子大，每服二十丸，米饮汤，空心，食前下。

又方，坐药，用鲤鱼鳞二三甲，以薄棉茧裹，内之痛止。

又方，熏洗药，用凤眼草、赤皮葱、椒三②味，捣粗，同浆水滚过，坐盆内，令热气熏痔。但通，手洗之，如此不过三次，愈矣。

又方，治五痔，用桑耳二两，捣为末，食前，粥饮调下二钱，效。

又方，鼠乳痔，用蜘蛛丝缠其上，自然消落，效。

又方，治痔疮下血，用马齿苋洗去土③，捣碎绞汁，缓火煎成膏，停冷，每日取少许作丸，纳所患处。

又方，肛门边肿硬痒痛不可忍，以白矾三分碎研，用热童便二盏化开，洗痔上，一日二三次，效。

又方，用桃树根煮汁，一日二三次洗之。或用盐汤洗之。

又方，用枳④壳烧烟熏，枳壳煎汤洗，枳壳为末，米饮调服甚效。

---

① 臼：原作"曰"，据文义改。
② 三：原文漫漶，据《急救良方·痔漏》补。
③ 土：原作"上"，据《急救良方·痔漏》改。
④ 枳：原文漫漶，据《急救良方·痔漏》补。

又方，用鱼腥草其状三角，一边纰，一边青，山中多有之。其叶若荇菜，多生佛殿阴处，以指捻臭与鱼腥相似也。取一握，煎汤熏洗，仍以草挹①痔即愈。

八十一　外痔

治外痔，用淡竹叶捣汁，搜面作馎饦煮热，空心吃，常吃，效。

又方，治痔疮，用鳗鲡烧熏粪门，痔虫尽死。

又方，患诸疮瘘及痃疮，用蓖麻子炒热，去皮，烂嚼，临睡服三二枚，渐加至十数枚，甚效。

又方，用韭菜不以多少，先烧热汤，以盆盛上用盖之，留一窍，却以韭菜于汤内泡之，以粪门坐窍上，令气蒸熏，候温，用韭菜软软洗，疮数日自下。或芫花煎洗。

八十二　脱肛

治脱肛，用鳖头一枚，烧烟尽，为末，付肛门上，就将旧麻鞋底按入，即不出。

又方，用槿树叶煎汤熏洗后，以生五倍子、白矾等分为末，付上。

八十三　赤白痢

治痢赤白，用荠菜根叶烧灰，汤调下，极妙。

又方，用葱一把，碎切，和米煮粥，空心食之。

---

① 挹：原作"把"，据《急救良方·痔漏》改。"挹"有舀、酌之义，此处有以药草带药汤洗患处之义。《荀子·宥坐》："弟子挹水而注之。"

又方，治热痢不止，用虾蟆衣叶捣汁一盏，入蜜半盏，煎温分二服。或用虾蟆草子①炒香熟，为末，米饮调下。

又方，用生姜切细，和好茶一二碗呷。若热痢，留皮，冷痢去皮，大效。

又方，用薤白于醋中煮，令熟，乘热饱食即止。

又方，治赤痢用牛鰓②烧，为灰细研，食前以粥饮调下。

又方，治诸痢，以艾叶、陈皮煎汤服。

又方，治肠滑久痢，神妙无比，以石榴劈破，炭簇烧，令烟尽，急取出，不令作白灰，用碗盖地上一宿，为末，以酸石榴一片，水一盏，煎汤服二钱，亦治泄泻。

又方，治痢，用连白韭菜一大握，去青叶，多研取汁，和煮酒一盏服。

又方，治白痢腹痛，用杂草烧镬锈五钱，为末，热酒调，食前服。

又方，治血痢，用盐梅去核，研一枚，合茶汤加醋汤服之。

又方，痢下腹痛，肚皮热，不可手近，用生姜切碎如粟米大，茶叶相等，煎服。

---

① 虾蟆草子：《急救良方·痢泻》作"虾蟆衣草子"。
② 牛鰓（sī 思）：原作牛角缌，据文义改。

又方，白痢，用茶叶和蜜煎服。赤痢，以茶叶和生姜煎服。

又方，治痢，用罂粟壳去穰、蒂、萼净，十两，分作三服，一分醋炒，一分生用，一分蜜丸如小指头大。红痢，生地黄茶汤嚼下；白痢，乌梅甘草汤下。或为细末，每服二钱，陈皮汤、盐梅汤下，立效。

又方，罂粟花未开时，外有两片青叶包之，花开即落地，收取阴干。患赤白痢垂死者，研为细末，米饮调下一钱，立有神效。

又方，治禁口血痢，用鳜鱼不去鳞肠，腊月悬于檐下当风处，至立春后取下焙干，研为细末，米汤调下。

又方，治禁口痢，用鲫鱼捻去肠肚，入白矾一大豆许，同煨热，入盐醋吃，不过两枚，与痢俱效。

又方，治禁口痢，用莲肉去皮炒，为末，每服一钱，空心，米饮调下。

又方，治休息痢及痎泻，用鸡子一枚，打破，用黄蜡一块如指大，铫内镕，以鸡子拌和炒熟，空心食之。或治痎痢，野天麻煮食，汁饮亦可。

八十四　泄泻

治泄泻，用五倍子为末，白汤调服。

又方，用生姜二块，艾叶一把，水煎，热服。

又方，治暴泻不止，小便不通，用车前子炒为末，每服二钱，米饮调下。其根叶亦可捣汁服。

又方，治水泻，用獖①猪肚蒜糜烂为度，杵成膏子，入平胃散同杵丸如桐子大，每服三十丸，盐汤或米汤空心服。

又方，用生姜一块，去皮，破作两片，刮去姜心，纳白矾塞满，以纸包，火中煨，令干熟取出，以盏合地下一宿，出火气，却以百沸汤半盏、冷水半盏相和，谓之阴阳水，将姜细嚼，此水送下，效。

又方，以大蒜捣烂，贴脐下并脚心，立止。

又方，用槐花一合，炒熟为末，米饮下。

八十五　狂言鬼语

治狂言鬼语，用虾蟆一个，烧为末，酒调服。

八十六　心恙狂惑

治心恙狂惑，用无灰酒二碗，真麻油四两，共和匀，白杨枝二十条，逐一条搅一二百下，换遍杨枝，直候油酒相和如膏，煎至七分一碗。狂者，强灌之，令熟睡，或吐，或不吐，觉来即醒。

八十七　发狂欲走

治发狂欲走，似着邪祟者，用蚕退纸作灰，酒调服之。

又方，治颠狂不止，得之惊忧之极者，用瓜蒂②半两

---

① 獖（fén坟）：阉割。《韩非子·十过》："竖刁自獖以为治内。"
② 瓜蒂：《急救良方·心病》作"丝瓜蒂"。

为末，每服一钱，井水调一盏投之即大吐，后熟睡，勿令惊起即效。

又方，治邪狂癫痫不欲眠，妄行不休，用白雄鸡二只煮熟，五味调和，作羹食之。

又方，用古镜煮汁服，亦治小儿惊邪诸恶疾。

八十八 面上生疮

治面疮，脸生风粟，其色不定，或青或黄赤，磨瘾睛珠，涩痛难忍，取厨下常用木杓，以刀刮其唇，遇有砂取去一两粒，所患随手即安，殆不可晓其理也。

又方，治面上生疮，用枇杷叶，布擦去毛，炙干为末，食后，茶汤调下二钱。

又方，用鏊子底黑煤入于小油内，以匙打成膏子，摊在纸上，疮上贴之。

又方，治人面卒得赤黑丹，如疥状，不急治，遍身即死，用鹿角烧灰，猪脂和，涂上。

又方，治面风，用益母草灰，面汤和，烧七遍，洗面用之。

八十九 腮肿

治腮肿，用赤小豆为末，醋调付之，立效。

九十 眼目诸疾

治眼目诸疾，治目赤肿翳痛，用鲤鱼胆点之，亦治雀盲。

又方，贴赤眼，取青泥中蛆，淘净晒干为末，赤眼上干贴之甚妙。

又方，治两眼暴赤，用长流水煎盐汤二碗，饮后，以鸡翎于咽喉中探，引吐之，又以草茎于鼻中探出血即愈。

又方，专治眼暴赤作痛，用黄柏不以多少，削去粗皮，取肉皮剉碎，以湿纸裹黄泥包煨，候泥干取出，每用一弹子大，纱帛包，水一盏，浸饭上蒸熟，乘热熏洗效。

又方，治小儿赤眼，用黄连为末，水调，贴脚心，赤眼自退。

又方，治赤眼，用甘草水磨明矾，付眼胞上，效。

又方，治眼肿痛，用生姜自然汁调飞过白矾，贴眼胞上，痛即止。

又方，用青盐火煅，以碗合地上，出火气，研细，每用半钱，热汤一盏，泡温，洗烂眼及拳毛倒睫①，效。

又方，治冷泪目昏，用干姜肥②者为末，每用一字，沸汤点洗。或用贝母一枚腻白者，胡椒七粒，为末点之。

又方，治眼痒，多因布巾拭破眼眶，致成烂眩风，不得干好，用好白矾一两，铜青一两，同研细和匀，每用半钱，热汤半盏，泡澄清，以手蘸，开眼如法洗，必涩，不可拭干，但闭目坐，得涩止③，自开眼。如药冷，将纸盖

---

① 睫：原作"捷"，据《急救良方·眼》改。
② 肥：原文漫漶，据《急救良方·眼》补。
③ 止：原作"上"，据《急救良方·眼》改。

盏面于汤瓶上，顿温又洗，一日洗四五次。

又方，治风赤眼，用蚯蚓十条，炙干，捣为末，临卧时，以冷茶调下二钱。

又方，用虾蟆衣叶，洗净捣烂，摊向眼上，帛系之，时顷即瘥。

又方，治赤眼疼痛，用荠菜根捣汁，点眼中。

又方，用冬青叶洗净，入盐少许，浓煎，乘热洗之。

又方，以自己小便洗眼，效。

又方，用水浸黑豆至夜，连皮研细，盦①眼上睡。或用豆腐贴睡亦佳。

又方，治眼翳膜，久年不散，每日三次以舌舐，其膜渐渐下，缘人真气使然。

又方，治眼生花及翳②，用刀刮指甲细屑，和乳汁，点翳上即退。

又方，治眼青盲，以猪胆五枚，取汁于铜器中，慢火煎，令可丸，即丸如黍米大，纳眼中，有验。

又方，治眼中努肉，用杏仁十四枚，去皮尖，生嚼吐于手心，乘暖以绵缠箸头，点努肉上，不过三四度即瘥。

又方，治诸患眼疾，夜含萝卜一片，数次易之，收诸毒气。

又方，用野菊花作枕，最能明目。

---

① 盦（ān 安）：覆盖。《说文解字·皿部》："盦，覆盖也。"
② 翳：原脱，据《急救良方·眼》补。

又方，用羊胆一枚，入蜜一钱在内，线扎定，砂锅内满入水，煮熟，冷水内浸，取出候干，倾入瓷罐内，以箸点眼四角效。

又方，治远年近日不见光明，一切杂患病眼五轮不损者，并皆治之，新患眼克日见效。每用皂角子一大块，冷水半鸡子壳许，于小盏内浸化，研开，点眼，或洗眼亦得，临卧点用奇效，不可具陈。除内瘴气眼不治。

九十一①　物入眼

治物入眼中，用好墨，清水研，箸点即出。

又方，飞丝入眼，用新笔于眼内运搅，即收在笔上。

九十二　耳聋

治耳聋，用鼠胆汁滴入耳中。

又方，用楼子葱尖插耳中。

又方，用九节菖蒲末、蓖麻子为膏，绵裹，塞耳中。

又方，用蚯蚓三条，盐少许，贮在葱叶中，自化为水，滴入耳中，三五日瘥。

又方，用蓖麻子五十个去皮，与熟枣一枚，同捣丸如枣核大，更入乳汁就和，每用一丸，绵裹纳于聋耳内，觉热为度，一日一换，如药难丸，日中晒少时。

又方，口噙甘草一枚，耳中塞二块甘遂，立效。

---

① 九十一：原脱，据前后文例补。

九十三　耳痛

治耳痛，用鳝鱼血数点入耳内便愈。

又方，用白盐炒热，重绵包，熨。

又方，用杏仁炒焦研细，以绵裹塞耳。

又方，治底耳，以枯白矾为末，填于耳中，立效。

又方，停耳，脓血不止，用白矾烧灰，吹入耳，或以蚯蚓干为末，吹入耳中。

又方，用青橘皮烧灰，研细为末，用绵裹塞耳，日换三四次。

又方，治耳疮肿痛，用五倍子为末，水调涂。如有水，干糁之。

九十四　百虫入耳

治百虫入耳，用两刀于耳边相磨敲作声，即出。

又方，用鸡冠血滴入耳中，即出。

又方，用瓮器于耳边敲作声，即出。

又方，治蜒蚰入耳中，用猫尿灌耳中，立出。取猫尿，用盆盛猫，以生姜擦牙。

又方，治百虫入耳，用麻油灌之即出。

又方，用桃叶挼①细，塞耳，自出。或以蓝青研汁，滴耳中。

---

　　① 挼（ruó 炳）：揉搓。唐·韩愈《读东方朔杂事》："瞻相北斗柄，两手自相挼。"

又方，用葱涕灌耳中穴，即出。亦治耳聋。

又方，苍蝇入耳最害人，用皂荚子虫①研烂，用生鳝鱼血灌耳中。

又方，治蚁子入耳，用猪精肉一指，大炙令香，置耳孔边，即出。

又方，治蜈蚣入耳，用生姜汁灌耳中，或以韭汁灌耳中，自出。或以熟鹅肉一块，置耳孔边，自出。

九十五　物入耳

治物入耳中不可出，以麻绳剪一头，散溶牛胶在上，探入耳中，使其物粘之，徐徐引出，效。若水入耳中，薄荷汁点之，效。

又方，治黄豆入耳，用鹅翎管截作长一二寸许，去其中膜，留少许于一头，以有膜之头入耳中，口气吸之，即出。

九十六　酒渣鼻

治酒渣鼻，用白盐常擦为妙。

九十七　鼻疮

治鼻疮，用杏仁研，乳汁和付。或以乌牛耳垢付。

九十八　牙疼

治牙疼，用白杨树皮为末，每服三钱，热醋②调，含

---

① 虫：《急救良方·耳》无此字。
② 醋：《急救良方·牙》作"酒"。

之漱灌。或以枯白矾，热水漱之。

又方，用蜂房一枚，以盏盛，孔内以火烧，研末，擦牙痛处，盐水漱吐之。

又方，用虾蟆头上白汁涂绵上阴干，以米粒许，塞牙缝。牙根肿者，须针刺出血。

又方，治虫蛀牙痛，用韭菜连根净洗，烂捣，同人家地板上泥和匀，纳痛处蛀孔内，将纸贴痛处腮上，一时顷取下，细细虫见于泥上，可除病根。

又方，治牙疼，以红豆作料物用者研少许，吹鼻中。

又方，用野园荽，略捻动，塞鼻中。

又方，牙疳，烧笋干为末，入盐擦之，效。

又方，熏牙虫法，先用一碗盛水，以小盏一只覆碗内，以瓦片烧红，安盏足上，滴清油一点在瓦片上，将韭菜子数粒放油上，用竹作一筒，用纸糊将覆烟上，却吸竹筒，一烟熏痛处，更用水漱出虫，不尽再熏。

又方，齿龈出血，用白矾一两，烧研为末，每用半钱，付齿根下。出血，煎淡竹叶汤，频漱之。

又方，以沥青研细擦牙坚牢。

又方，用矿石灰研碎，沙糖和丸，塞蛀孔。

又方，用霜杀老丝瓜，烧存性，为末，擦痛处，立止。

又方，用蛀竹屑、陈年霜梅肉，研和如泥，付痛处。

九十九　舌强肿

治舌强肿起如猪胞，以针刺舌下两边大脉，血出即消，切勿刺着中夹脉，令人血不止，则以火烧铜箸烙之，不止则杀人。或以杂草烧镀锈，醋①调付舌上，下脱去，再付，须臾而消。此患人多不识，失治则死。凡舌肿，舌下必有虫状如蝼蛄②卧蚕，有头有尾，头小白，可烧铁钉烙头上，即消。

又方，用绯针磨令极尖，轻刺之，日刺八九次，血出尽，痛减肿消。

又方，治舌忽胀出口外，用雄鸡冠刺血，以盏盛，浸舌就咽下即缩。

又方，治重舌，用锈锁烧红，打下铁锈为末，水调一钱噙之。

又方，用灶中心对锅底土，酒调涂舌上，黄丹豆大，安舌下。

又方，治舌无故出血，以炒槐花为末，糁之愈。

又方，用乱发烧灰，水调一钱服。

又方，治饮酒过多，咽喉烂，舌生疮。用水中田螺、蚌肉，以葱豉蒜椒煮汁，饮三盏，效。

一百　口疮

治口疮，用白矾一两，铁勺内火熬汁，干黄丹一两，炒红色，放下紫色为末，糁疮上。

---

① 醋：原文漫漶，据《急救良方·舌》补。
② 蛄：原文漫漶，据《急救良方·舌》补。

又方，用缩砂火煅为末，糁疮上，或用莲花片贴之，效。

又方，用干姜、黄连二味，共嚼之，吐出涎水，效。

又方，用生姜自然汁漱口数次，涎出而效。

又方，用吴茱萸为末，醋调，涂足心效，最宜小儿口疮，不肯服药者，一贴而愈。

又方，口疮，以白矾为末，汤化以濯足。或以五倍子为末，糁之。

又方，口唇生疮，取东壁①上上土，细研付之。

又方，小儿口疮，用生白矾为末，水调，摊纸上，贴脐心②，方贴上，再以水湿之。

一百一　口唇紧

治口唇紧小，不能开合不能饮食，不治即死，用白布作灯炷如指大，安斧刀上燃烧，令刀上汗出，拭取付唇上，日二三度。或用旧青布烧灰，以酒服，或和猪脂涂付。又以蛇壳烧灰，先拭净付之。又以蛴螬虫烧灰，猪脂调付。又烧乱发、蜂房、六畜毛灰，用猪③脂调付。又马齿苋煮汁洗之。

又方，治唇紧燥裂生疮，用橄榄不以多少，烧灰，猪脂和涂患处。

---

① 东壁：《急救良方·口》作"陈壁"。
② 脐心：《急救良方·小儿》作"脚心"。
③ 猪：原文漫漶，据《急救良方·口》补。

一百二　发背恶疮

治痈疽发背，恶疮肿毒初生及毒蛇风犬所伤，用大蒜切片子如钱厚，安肿上，以艾灸之，蒜熟更换新者。初灸觉痛，灸至不痛即止。初灸不痛，灸至极痛乃止。

又方，治一切肿毒初生，用苎根、葱头、生姜炒，小粉赤豆同捣碎，顿热罨上，冷再换。

又方，治卒得恶疮不识者，用桃皮为末，纳疮中。

又方，肿毒无头者，用蛇壳贴于肿处。

又方，治痈疽发背，用大蓟根俗谓①之野红花，其叶似苦荬，但其叶出尖处有针刺，四五月间开花。不拘多少，净洗切碎，研如膏，涂疮上，其冷如②水。初发者，能消散，已成者，速溃。

又方，用牛皮胶二两，酒二升，同煮，候牛皮胶溶化，放温，令病者徐徐饮尽。如未结成即消，已结成即易溃，已溃即易瘥。如未效，再服必效矣。

又方，恶疮无头，用皂角刺烧灰，阴干为末，酒调三钱，嚼葵菜子三五个送下。

又方，治痈疽不消，已成脓，怕针不得破，用白鸡翅下取第一毛，两边各一茎，烧灰，水调服。

又方，用蚕茧出过蛾③儿空壳一个，烧灰，酒调服，

---

① 谓：原作"调"，据《急救良方·痈疽疗毒》改。

② 如：原脱，据《急救良方·痈疽疗毒》补。

③ 蛾：原作"鹅"，据《急救良方·痈疽疗毒》改。

即穿。

又方，治一切恶疮不收口，用瓦松不以多少，阴干为末，先用槐枝葱白汤洗过，糁之立效。灸疮久不收者，更效。

又方，治肿毒未破，用虾蟆一个，先炒石灰，后用虾蟆剁碎，炒①，研如泥，用帛摊上，贴患处自破。

又方，初发时便当服此，不问疽发何处，及妇人乳痈，若乡村或贫乏无得药材去处，必服之，大有神效。用鹭鹚藤搥碎，不犯铁器，大甘草节一两，各生用，水二碗，慢火煎一碗，入无灰酒一大碗，再煎十数沸，去粗，分三次温服。如无生者，用干者终力浅，更生取叶一把，捣烂，入酒少许，调和稀稠，得所付疮四面，中心大留一口，泄毒气。

又方，以黄蜀葵花，用盐糁，放入磁器内蜜封，经年不坏，每用付患处。无花，根叶皆可。

又方，治多年恶疮，用马齿苋捣烂付之，亦治翻花疮，其形如花开之状，烧灰猪脂调付。

又方，用鸡肠草，研细取汁，拂其疮，以粗盖②之。或为末，以猪脂调付上，甚效。

又方，以天茄叶贴之，或为细末贴亦妙。

又方，用腊月人中白，烧灰油，调涂疮上。

---

① 炒：《急救良方·痈疽疔毒》作"和炒灰"。
② 盖：《急救良方·诸疮》作"罨"。

又方，以蒲公英捣之如泥，贴一切恶疮刺并蛇伤。

又方，熏恶疮，用紫花地丁，一名米布袋，取根晒干，用砖垒成炉子烧着地丁，用络丝垛砖或春捣砖一枚盖了，使令砖眼内烟出，熏恶疮，出黄水自愈。

又方，消散一切肿毒，用野葡萄根红者，去粗皮^①为末，新水调涂肿上，频扫新水。

又方，治痈疽发背，不问老少，初发肿作，便以纸一片，水浸湿，搭肿上，视其上一点，先干者，即是正顶，先以大笔管一个，安于正顶上，却用大马蜞一条一名马黄，安于中，频以冷水灌之，马蜞当咂其穴，脓血出，毒散是效。如毒大^②蜞小，须用三四条方见功。若咂着正穴，蜞必死^③，用水救活，其疮即愈，累试奇效，乃去毒之□□□。血不止，以藕节研烂涂上止之。茅草花亦好^④。

又方^⑤，治痈疽发背，瘰疬疔疮，漏疮，卫护心^⑥膜，驱解诸毒，自然内消，用彻明矾，生用二两，为末，黄蜡一两二钱，熔汁就炉上，入矾拌和，众手丸如桐子大，每服十五丸。温水或冷酒常服之。或以枯白矾、炒盐等分细

① 粗皮：原作"粗皮"，据《急救良方·诸疮》改。
② 毒大：原文漫漶，据《急救良方·痈疽疔毒》补。
③ 必死：原文漫漶，据《急救良方·痈疽疔毒》补。
④ 亦好：原文漫漶，据《急救良方·痈疽疔毒》补。
⑤ 又方：原文漫漶，据《急救良方·痈疽疔毒》补。
⑥ 心：原脱，据《急救良方·痈疽疔疮》补。

研，每服一钱，新水调。疮未回，再服。疮回，觉痛即止。漏疮，用鸡肫内黄皮为末，塞孔。

又方，治诸恶疮中新弩肉出，用乌梅肉，蜜和，捻①作饼子如钱厚，贴疮上。

又方，治诸疮因度水肿者，用生白矾末，水调涂之，自消。

又方，治一切肿毒，用腊桑叶为末，以新汲水调，涂之。如有脓，干糁在上。如在脚膝，付了用帛裹之。

又方，治多年恶疮，用冬瓜叶，阴干，瓦上焙，研细贴疮湿处。或用多年石灰研细，鸡子清调成块，火煅过，候冷再为末，姜汁调付。或用枸杞根为末，盐汤洗净，干糁，妙。

一百三　**鬓边软疖**附上条

治鬓边生软疖，名发鬓，有数年不愈者，用猪颈上毛、猫颈上毛各一撮烧灰，鼠屎一粒为末，以清油调付。

一百四　**附骨疽**

治附骨疽久不瘥，浓汁败坏，或骨从疮孔出，用大虾蟆一个，乱头发一握如鸡子大，猪油四两，以猪油煎前项药，滤去滓，凝如膏，贴之。凡贴，先以桑根皮、乌豆煎汤淋洗，拭干，煅龙骨末糁疮四畔，令易收敛，却用贴之。

---

① 捻：《急救良方·诸疮》作"捣"。

一百五　坐马痈

治坐马痈，用纺车弦辫绳纺乏者，烧灰付。

一百六　便痈

治便痈，用皂角不蛀者，烧过阴干为末，酒调服，或用皂荚子七粒，水服之，亦效。又用皂荚炒焦，小粉炒，等分和匀，以热醋调，仍以纸摊贴患处，频频水润之，效。

又方，用胡桃七个，烧过阴干为末，酒调服之，不过三服。或用生蜜，米粉调服，休吃饭，利小便，效。

一百七　便毒

治便毒又名肋痈初发时，用生姜一大块，米醋一盏，姜蘸醋磨取千步峰泥，涂肿兴处。千步峰，即人蜜行步地上高墩是也。

一百八　疔疮

治疔疮，用苍耳子根、梗、苗，但取一色烧灰，和醋淀如泥涂，干，再换上，不过十次，即拔出根。

又方，用生蜜与隔年葱一处研成膏，先将疮周围以竹钺刺破，然后用药于疮上摊之，用绯帛盖覆，如人行二十里，觉丁出，然后以热醋汤洗之。

又方，用白梅肉、荔枝肉同捣成膏，捻作饼子，依疮大小安上，根即出。

又方，治疔疮垂死者，用干菊花叶一把，捣汁一盏，入口即活，冬月用根，此方神效。

又方，用蝉壳、僵蚕为末，酸醋调涂四畔，留疮口，俟根出稍长，然后拔去，再用药涂疮上。

又方，取蟾酥，以白面黄丹搜作剂，丸如麦粒状，用指甲爬动疮上，插入。重者，针破患处，以一粒纳入①，仍以水沉膏贴之。取蟾酥法：用癞虼蚾（即虾蟆）于眉刺破，把手按出酥于油纸上或桑叶上，然后插②在背阴，以经宿则自干白，于鹅翎筒内盛之。水沉膏法：用白及末半钱，水盏内沉下，澄去水，却于皮纸上摊开，贴疮上。

又方，治鱼脐疔疮，用丝瓜叶、连须葱、韭菜同入石钵内，捣烂如泥，以酒和服，初③贴腋下。如病在左手，贴左腋下；在右手，贴右腋下；在左足，贴左胯；在右，贴右胯；如在中，则贴心脐。并用帛包住，候向下红丝处皆白，则可为安。如有潮热，亦用此法，却令人抱住，恐其颠倒，倒则难救矣。

又方，治鱼脐疮，口头黑深，破之，黄水出，四畔浮浆，用蛇壳烧存性，细研，鸡子清调付。

一百九　瘰疬

治瘰疬，用蓖麻子炒热去皮，烂嚼，临睡服三二枚，渐加至十数枚，甚效。

---

① 入：原作"收"，据《急救良方·痈疽疔毒》改。
② 插：原文漫漶，据《急救良方·痈疽疔毒》补。
③ 初：原作"粗"，据《急救良方·痈疽疔毒》改。

又方，将腊月猫屎用新瓦二片合在内，外用盐泥封固，烧成灰，以小油调涂疮口上。

又方，治瘰疬已溃、未溃，皆可贴用。蜗牛不拘多少，以竹丝串尾上晒干，烧存性，入轻粉少许，猪骨髓调，用纸花量疮大小，贴之。一法以带壳蜗牛七个，生取肉，入丁香七粒于壳内，烧存性，与肉同研成膏，用纸花贴之。

又方，用大田螺并壳肉，烧存性，为末。破者，干贴；未破者，清油调付。

又方，用不蛀皂荚，不以多少，每三十条作一束，以棕榈裹之，缚定，于冷粪缸内浸一月，取出，却于长流水内再浸一月，死水不能浣洗，不可用。去棕榈晒干，不得焙，捣为末，每一两入麝香半钱、全蝎七个，研细拌匀，每服一二钱，温酒或饮汤调下。

又方，治瘰疮，用干姜不以多少为末，用姜汁打糊，和作剂子，用黄丹为衣，每日一次，随疮大小入药在内，追脓尽生肉为度，以疮口合则已。如疮口上不敛，用大黄末，以葱白汁调搽即愈，仍日服十宣内托散二服。如疮肿不破者，用野菊花根，擂烂煎，温服。仍将菊花根为末，贴疮上自消，或不消，疮口亦自破，依前用药剂。

又方，以手仰置肩上，微举肘，取之肘骨尖上是穴，随患处，左即灸左，右即灸右，艾柱如小箸头大，再灸如前，不过三次，永无恙。如患四五年者，如或用药靥不退，辰时着灸，午时即落，所感稍深，若作即三灸平安。

又方，即以蒜片贴着疬上，七壮一易蒜，多灸取效。

一百十　项后疙瘩

治项后生疙瘩，不变肉色，不问大小及日月深远，或有赤硬肿痛，用生山药一挺去皮，蓖麻子两个，上二味研匀，摊帛上，贴之如圣。

一百十一　瘤赘

治瘤赘，凡皮肤头面上生瘤，大者如拳，小者如栗，或软或硬，不疼不痛者，用大南星一枚，细研稠黏，用米醋五七滴为膏。如无生者，用干者为末，醋调如膏，先将小针刺痛处，令气透①，却以药膏摊纸上，象瘤大小贴之。

又方，治瘤赘兼去鼠奶痔，真奇药也。用芫花根净洗，带湿，不得犯铁器，于木石器中捣取汁，用线一条，浸半日或一宿，以线系瘤，经宿即落，如未落再换，一二次自落。后以龙骨、诃子末付疮口即合。系鼠奶痔依上法，累用之效。如无根，只用花，泡浓水以浸线。

又方，用蜘蛛丝勒瘤子根三二日，自然退落。

又方，治反花瘤，用马齿苋一斤烧灰，研细，猪脂调付。

一百十二　漏疮

治漏疮恶水自大肠出，用黑牵牛研细去皮，细末一

---

① 透：原脱，据《急救良方·诸疮》补。

分，入猪腰子，内以线扎，青荷叶包，火煨熟，细嚼，温盐酒下。

又方，治漏疮，肛门周匝有孔数十，诸药不效，用熟犬肉蘸浓盐汁，空心食之，七日自安。

又方，用信石新瓦上火煅过，为末，以津液润纸探子，蘸少许，捻入疮孔内。如疮多，不可齐上，免使害人。

又方，治久冷漏疮，用活鳝鱼五六条，掷地，以竹针贯之，覆疮良久，当有虫出如线，复之使尽。用槟榔、黄连末付，明日以干艾作汤，投白矾三二钱，洗不一月全愈。

一百十三　臁疮

治臁疮、疔疮、搭手发背等疮，用葱白一斤，石灰二斤，马齿苋一斤，三味湿捣同团，阴干为末，贴疮上效。

又方，治臁疮，用黄蜡炼，摊冬青叶上，贴缚定，日周又换一叶，至七日换七叶愈。

又方，用韭菜地上蚯蚓泥，干为末，入轻粉、清油调付，白犬血亦可。

又方，治脚肚生疮，初如栗米，渐大，爪搔不已，成片包脚相交，黄水出，痒不可忍，久成痼疾，最难愈。用百药煎，研细，津唾调，逐遭涂付，自外而入，先以贯众煎①汤淋洗，后用药。

又方，用石榴皮浓煎，稍冷，扫疮上，冷如水即成痂。

又方，用鳝鱼一条黄色者，先将打死，却用清油涂其腹下，置疮上，盘屈令遍，用帛绢系定。食顷，觉疮痛不可忍，然后取鳝鱼，腹下有窍如针眼大，皆虫也。如未尽，再用一条，依前再缚，虫去尽。却用死人脚胫骨烧灰，清油调付，或以骨灰②一两，入好茶末二钱，同调亦可。

又方，治冷臁疮，用鹿角灰、发灰、乳香为末，清油调付。

又方，治臁疮，用白墡土③，不拘多少，火煅通赤，数多为妙，研细，生油好粉调涂。或用真白药煎，填之。或以五倍子末，糁之亦妙。

又方，治外臁生疮，臭秽溃烂数年不愈者，用生龟一个乌者，打死去肉，取壳，酸醋一碗，炙醋尽为度，仍煅令白烟尽，须用存性，碗合地上一宿，出火气，入轻粉、麝香拌匀，临用先以葱汤洗，拭干，方用药。

又方，治脚胫骨上生疮，久烂黑，或发孔，或臭秽不可近。用蜒蚰十条，小竹签穿定，瓦上焙干为末，真清油调付，神效。

---

① 煎：原文漫漶，据《急救良方·诸疮》补。

② 灰：原文漫漶，据《急救良方·诸疮》补。

③ 白墡（shàn 善）土：白色的土。墡，白土。《清异录·地理》："秣陵孟娘山，土正白色，曰白墡土。"

又方，用多年老杉木节，烧灰，真清油调，箬叶盛，隔贴疮上，以绢帛扎定，不数贴而愈矣。

一百十四　白秃

治白秃疮，用慈竹上虫儿，不以多少，研用，牛尿调糁，先洗剃去疮屬，后上药。

又方，用甜瓜蔓龙头，不以多少，河水浸一宿，以砂锅熬取极苦汁，滤出瓜蔓，以火熬成膏，盛于磁器中，先剃头，去尽疮痂，死血出尽，以河水洗净，却用瓜蔓膏一盏，加半夏末二钱，生姜汁一两匙，狗胆一个，同调付，不过三二次立愈，忌鸡、猪、鱼、动风之物。

又方，用羊粪熬汤，洗去痂，屋悬煤炒为末，以小油调付疮上。

又方，用破旧朱红漆器，剥朱漆，烧灰，油粉调付。

又方，治癞头疮，先用本人小便，烧秤锤令红，投于小便中，方与洗头疮，皮皆去，然后以绢拭干，用历青研细，以油鱼三个，用盏烧成油，调历青付之，三日效。

又方，治白秃疮，用鲫鱼一个重三四两者，去肠肚，以乱发填满，湿纸裹，烧存性，雄黄二钱，共为末，清油调付，先以齑水洗，拭后用药。

一百十五　疥疮

治疥疮，用猪肚一个①，放皂荚同煮熟，去皂荚，食

---

① 一个：《急救良方·诸疮》作"二个"。

之妙。

又方，治善恶疮疥，或赤肿，无不愈者。用赤小豆四十九粒为末，以苎麻捣烂，和之付赤肿处及四傍，落则再付。或用赤小豆剉散，每服二钱，水一盏煎服，尤佳。

又方，治遍身热毒疮，痛而不痒，手足尤甚，粘着衣被，夜不得睡，用①菖蒲为末，多铺于席上，使病者恣卧其间，仍以衣被覆之，五七日疮愈。疹疮烂，用艾铺②亦可。

又方，治大人小儿疮秃及恶疮，用苦楝皮烧灰，以猪脂调付。

又方，治火气入疮，用黄柏皮为末糁之，效。薄荷煎涂亦可。

又方，治狗癣疹，用柏油不以多少，铁器内熬，次下鸬鸪粪、鸡粪细末同和，加小油少许，擦之。

又方，治三十六种风结疮，用马齿苋五斤，水一锅，黄蜡三两，煎成膏付上。

又方，治五般疮癣，用韭根，炒存性，旋捣末，猪脂调付。

又方，治遍身瘾疥疼痛或疮，用白僵蚕一两，炒黄色为末，分四分炒，酒调服。

又方，用明矾、朴硝为末，井水调，鸡羽扫付上。

---

① 用：原作"周"，据《急救良方·诸疮》改。
② 铺：原作"檀"，据《急救良方·诸疮》改。

又方，用蚕沙以新水煎，无风室内温洗，效。

又方，治遍身白疹，瘙痒不止，用小枸橘，不拘多少，切作片，麸皮炒黄，为末，每服二钱，酒浸少时，去枸橘，但饮酒，最炒。仍以枸橘煎汤洗患处，妙。

又方，用雄黄研细，以艾铺于草纸上，以雄黄覆，艾熏之，效。

一百十六　癣

治癣，用午时取桃叶，研汁付之。或用秃菜，酸醋磨付。

又方，用铧针磨，令极尖快，当痒时，于癣上各刺百余针，其血出尽，煎盐汤洗之。未愈，再针再洗。

一百十七　漆疮

治漆毒成疮，用磨铁槽中泥涂之，或用蟹黄涂之，愈。

一百十八　人面疮

治人面疮，用贝母为末，小芦灌疮口，数日愈。

一百十九　外肾生疮

治外肾生疮，用绿豆粉一分，蚯蚓屎二分，水研，涂上，干又付。

又方，治阴囊上生疮，用甘草煎汤温洗，却用腊茶末付。

又方，治阴头生疮，用溪港中旧螺蛳入甘锅内煅过，以盐水洗五七次后，以此药付之。

又方，治妒精疮，用大田螺两个，和壳煅过，存性为末，入轻粉搽患处即安。

又方，治男子阴头痈，用鳖甲为末，鸡子清调付。

又方，治蛀干疮，用黑油伞纸烧灰，合地上一宿，出火气，付疮上便结靥，效。

又方，治下疳疮，用白矾一两，黄丹八钱，熬飞紫色，研为末，以浆水洗，干贴。

又方，治阴疮，用桑树根白皮捣汁洗之。

又方，用胭脂、绿豆粉同研匀，付之。

又方，用腊茶、五倍子等分，腻粉少许，付之。

一百二十　下部湿疮

治下部生湿疮，热痒而痛，寒热，大小便涩，食亦减，身面微肿，用马齿苋四两，研烂，入青黛一两，再研匀付上。

又方，用红椒开口者七粒，连根葱白七个，同煮，水洗净，用绢衣浥干，即愈。

又方，治阴痒，汗出疼痛，用生大豆嚼碎，一日三四次付上。

又方，治肾脏风，发疮疥，红椒去目，水浸半日，和生杏仁研烂，擦两手掌掩外肾极效。

一百二十一^①　痱子

治痱子痛痒，用净水捣^②杨柳青蒿^③汁，调蛤粉付，雪水尤妙。

一百二十二　紫白癜风

治紫白癜风，用秃菜根同白矾、五倍子、无名异和醋捣碎，先以苎麻刮热，以药擦之三四次，绝根。

一百二十三　脚指缝烂

治脚指缝烂，用鹅掌黄皮，烧存性，为末糁之。

又方，治指缝瘙痒成^④疮，有窍出血不止，用多年粪桶箍篾烧灰付。

又方，治脚汗出，用白矾、干葛煎汤洗，效。

一百二十四　行路脚打损

治远行脚上打损，用杂草烧镬锈和饭粘，研成膏，贴之，用纸封上。若打泡，用油线穿过，两头剪断，亦用镬锈、饭粘贴之。

又方，治远行脚心肿痛，用蚯蚓泥付肿处，高阁起脚，一夕即愈。

---

① 一百二十一：原文漫漶，据前后文义补。
② 捣：原脱，据《急救良方·杂方》补。
③ 柳青蒿：原文漫漶，据《急救良方·杂方》补。
④ 成：原作“或”，据《急救良方·杂方》改。

一百二十五　手指头肿

治手指甲头肿，用乌梅搥碎，去核肉，只取仁，研，米醋调，入溃之即愈。

又方，治手背肿痛，用苔脯，须细研付之。又以手按地，足踏碾即散。

一百二十六　手足裂

治冬月手足开裂，用清油半两，以慢火煎沸，入黄蜡一块，同煎候溶，入光粉、五倍子末少许，熬令稠紫色为度，先以热汤洗，火上烘干，即用药付，薄纸贴之。

又方，用五倍子为末，和牛鼻绳末①填缝内，即自愈。

又方，治手足开裂，经春夏不愈者，用生姜汁、红糟、盐，用腊月猪膏研烂，热擦入皲内，一时虽痛，少顷，使皮软皲合，再用即安。

又方，用沥青二两，黄蜡一两，共热搅匀，瓦罐盛贮。先以热汤洗，令皮软，拭干，将药于慢火火炙溶，付之。

一百二十七　冻疮

治冻疮，用茄根浓煎汤沸，并以雀儿脑髓涂之。

又方，用鹅掌黄皮焙干，烧灰存性，为末，湿则糁之。

---

① 末：原脱，据《急救良方·杂方》补。

又方，手足冻裂，用白及不拘多少，为末调付裂处。

又方，用五倍子为末，同牛骨髓①填缝内即安。

又方，用头发一大握，桐油一碗，于瓦器内熬，候油沸，头发溶烂，出大摊，以瓦器收贮不冷灰入，每用百沸汤泡洗皲裂，令软，拭干，付之即安。一方加水粉。

一百二十八　杖疮

治杖疮，用黍米烧灰，和油涂，止痛，不作瘢。黍米不可与小儿食，不能行，缓人筋骨，令人好睡。亦不得和牛肉食，生寸白虫。

又方，用五倍子去瓤，米醋浸一日，慢火炒黄为末，干糁。不破肿痛者，以醋调付。

又方，用雄黄二分，无名异一分，细研，水付，极妙。

又方，用水粉一两，赤石脂一钱生用，水银一分，以麻油杵成膏，摊伞纸上贴之，紧缚。如肉陷者，用此膏填满，然后贴上，立效。

又方，若肿痛，用大黄、黄连、黄柏、黄芩各三钱，乳香、没药各一钱，别研脑子少许，为末，冷水调匀，摊绯绢上贴疮。

又方，若疮热毒疼痛，用丹一两，密陀僧半两，轻粉

---

① 髓：原作"随"，据《急救良方·杂方》改。

一钱半，麝香半钱，龙脑一字，为末糁疮上，以青帛蒙之，中留一窍。

又方，用蚕出茧壳烧灰存性，为末，每服三钱，酒调下，甚妙。

一百二十九　刀斧伤

治刀斧伤，用石灰包裹，定痛止血，立瘥。

又方，用五月五日采露草①一百种，阴干烧作灰，与石灰等分，以井花水和丸，烧白，刮付疮上，止血生肌。

又方，用葵叶烧灰，或干叶为末，皆可付。

又方，用琥珀屑付之，止血生肌，疮口即合。

又方，用蟹黄及足中肉熬末，内疮中，筋断亦可续。

又方，用晚蚕鹅为末，糁上，白绢裹，止血生肌，随手疮合。

又方，刀疮，用大黄、石灰等分为末，付一即效。或炒为粉红色，付。

又方，用桑柴灰付之，止痛。

又方，用白芍药一两，炒黄为末，酒调二钱服，或米饮调，亦止痛。

又方，用葱捣烂包之，极效。

---

① 草：原文漫漶，据《急救良方·损伤》补。

一百三十　打扑伤损

治打扑伤损，如血出不止，用乌鱼骨一两，石灰四两，青蓟草、莴苣菜各一握，约一虎口，以五月五日，日未出，本人不语，将三味同捣烂，次下骨灰，杵匀，抟作饼子，晒干。用时旋刮付之，立效。此药付上，无脓退痂便愈。

又方，用绿豆粉新铁片内炒紫色，用新井水调稀，厚付损处，贴以纸，将杉木片缚，立效。

又方，打扑有痕伤，瘀血流注，用半夏为末，调付伤处，一宿不见痕，效。

又方，治瘀血流注紫黑，或伤眼上紫黑，用大黄为末，以姜汁调付，一夜一次。上药一宿，黑者紫，二宿，紫①者白矣。

又方，治从高坠下，及坠马伤损，取净土和醋蒸热，布裹熨之，斯须痛止。

又方，治撷扑有伤，口嚼灯心，罨之，血即止。或用冬青叶晒干为末，糁伤处，或细嚼付上，或用姜汁和酒等分拌生面贴之，或以桑根白皮捣汁擦之，或用霜梅搥碎罨疮口，免破伤风。

又方，用四句花捣烂包，立效。

---

①　紫：原作"黑"，据《急救良方·损伤》改。

一百三十一　破伤风

治破伤风，用病人耳中膜，并爪甲上刮末，唾调付疮上，立效。

又方，破伤风牙关口紧，四肢强直，用鹭鹚头连尾烧作灰研，以腊猪脂调付。

又方，治破伤风浮肿，用蝉壳为末，葱涎调付破处，即时取去恶水，立效。或用鱼胶一钱，溶化封之，又酒服一钱，或用路行人粪下土，调付之。

一百三十二　汤火伤

治汤荡①火烧，用多年庙上兽头为末，小油调付之，效。

又方，用桐油涂上。或土朱②磨付之。

又方，用麻油浸黄蜀葵花付上。

又方，用捋猪毛烧灰，香油擦患处。

又方，用螺蛳壳多年干白者，火煅过，为末。如疮破，用干糁。如不破，清油调。

又方，用鸡子煮熟去白用黄，于锅内熬油出，冷付之。

又方，用山栀子浓调鸡子清，以鹅毛轻拂上。

又方，用侧柏叶烧存性，为末，鸡子清调付。

---

① 荡：《急救良方·杂方》同，疑为"烫"之误。

② 土朱：代赭石别名。

又方，用醋瓮泥付之，或以生柏叶捣烂付，或用干桑叶为末。干者，蜜调付；湿者，干糁。或用盐糁上，用手按之。或以豆酱涂之。

又方，治向火多生炙斑疮有汁，用黄柏、薄荷叶为末，糁之。

一百三十三　瘢痕

治瘢痕出屚，用桑柴灰淋汁，熬成膏，草茎刺破，以新水沃之，忌油腻等物。

一百三十四　骨鲠

治骨鲠，用野苎根捣碎，丸如龙眼大。鱼骨鲠，鱼汤化下。鸡骨鲠，鸡汤化下。

又方，通治诸鲠，用薤白煮令半熟，以线系定，手捉线头，少嚼薤白，咽之。度薤白至鲠处，就便拽出即愈。一法，绵一小块，以蜜煮，用如前法。

又方，以橄榄食，即下。无，则核捣为末，用流水调下。

又方，用獭爪于咽喉处爬之，即下。

又方，用榖树子泡汤咽下，骨自消。或以好炭皮洗净，捣为末，米饮酒下。

又方，治兽骨鲠，用象牙梳磨水，咽下。或以桑木上虫屑末，醋煎灌漱，自下。

又方，用皂角末吹①入鼻中，令涕出。

一百三十五　误吞针类

治误吞针类，用木炭烧红，急捣灰，米汤调下三两杯。不然，熟艾煮浓汁饮，便是钉针也解维。

又方，治吞针并钩子、鱼骨杂物，须多食诸般肥食，自然裹出。若吞稻麦芒于咽喉间，急取鹅口涎水，令咽之。

一百三十六　误吞竹木

治误吞竹木不得出，用旧锯子烧赤，投酒中热饮。

一百三十七　误吞金银

治误吞金银或铜钱入腹，用石灰一杏核大，硫黄一皂子大，同研末，酒调服。

又方，用肥猪肉与葵菜作羹，即食数顿，则铜铁自然下。

又方，误吞铜钱，用桑柴灰细研，米饮调下二钱。或用绿豆粉，冷水调下三钱。或生茨菰取呷。或浓煎艾汤饮。或多服饴糖立出。

一百三十八　针刺折肉中

治针刺折在肉中，用瓜蒌根捣烂付上，一日换三次，自出。

---

① 吹：原作"火"，据《急救良方·诸虫蛇伤》改。

又方，用车脂放上纸上如钱许，贴上二日一换，三五次，其针自出。车脂即车轴头上油腻也。

一百三十九　竹木刺入肉

治竹木签刺入肉，用牛膝草根嚼，罨之即出。

又方，以象牙屑付之，或以白梅肉付，立效。

又方，用羊粪为末，水调涂刺上，候疼搔之，刺自出。或嚼粟子付之，亦妙。

一百四十　诸恶虫伤

治诸恶虫伤，用蛇壳煮汤，洗三两度，或以腻粉、生姜汁调付伤处。

又方，端午日取白矾一块，自早日晒至晚收之，凡百虫所伤，以此末付，效。

一百四十一　蜈蚣咬

治蜈蚣咬，以麻鞋底揩之。

又方，用灯草蘸油点灯，以烟熏之，不问他毒虫伤，皆可治。

又方，用泥蚯蚓挹之，或刺鸡冠血涂，或以桑树汁付之。

一百四十二　蜂虿毒

治蜂虿毒，用野苎①叶擦之，如不便，急以手就头爬

---

① 苎：原作"芊"，据《急救良方·诸虫蛇伤》改。

垢腻付之。或用盐擦，或用人尿洗之，或桑树汁付之。

又方，治胡蜂、蜜蜂蛰，油木梳火上炙热，熨之。

一百四十三　治蝎螫人

治蝎螫人，白矾、半夏等分为末，好醋调贴，痛止毒出。

又方，先以针刺螫处出血，冷水浸之，水稍温即易之。有难浸处，以旧布浸冷水，频换搨之。

又方，治蝎螫人，雄者在一处痛，用井底泥付之。雌者牵诸处痛，当檐①下泥付之。或以白矾末，水调，先挑出黑刺，即涂之。

又方，治蝎蜘蛛蛇毒，用鸡子轻敲一小孔合咬处。

一百四十四　蜘蛛伤

治蜘蛛伤，遍身成疮，用青葱叶一茎，小头作一孔，盛蚯蚓一条，捏两头，不令透气，摇动化为水也，点咬处，瘥。

又方，嚼薤白付。或雄黄亦可。遍身肿，服蓝汁。

又方，蜘蛛咬②，遍身生丝，用羊乳一味饮之，极妙。或用盐和油付上，数数揩之。

一百四十五　蚯蚓咬

治蚯蚓咬，或于地上坐卧不觉，咬肾阴肿，盐汤温洗

---

① 檐：原作"詹"，据《急救良方·诸虫蛇伤》改。

② 咬：原脱，据《急救良方·诸虫蛇伤》补。

数次，甚效。

一百四十六　壁虱

治壁虱，用蜈蚣萍晒干，烧烟熏之则去。青盐①水遍洒床席上，即绝。

一百四十七　壁镜

治壁镜咬，毒人必死。烧桑柴灰，水煎三四沸，滤汁，调白矾末，付疮上，兼治蛇毒。醋磨雄黄，涂之亦妙。

一百四十八　八脚虫伤

治八脚虫伤，其虫隐于壁间，以尿射人，遍身生疮，状如汤火伤。用乌鸡翎烧灰，鸡子白调付。

又方，用生甘草煎汤洗之，或嚼梨叶付之，或捣韭汁涂之，或嚼麻子付之。

---

① 盐：原文漫漶，据《急救良方·诸虫蛇伤》补。

妇人门

一百四十九　妇人月水

治妇人月水不通，用鼠屎烧灰二钱，为末，热酒调下。

又方，治妇人血气不行，上气冲心，用丝瓜儿一个，烧灰，空心酒调，每服一个。

一百五十　血崩

治妇人血崩，用槐耳烧灰为末，每服二钱，调下效。

又方，用蚕沙不以多少为末，每服五钱，热酒调服。

又方，治妇人血崩不止，用槐花一两，棕毛烧灰五钱，水煎，入盐少许，空心服。或以乌梅烧灰，乌梅汤下。

又方，用莲蓬壳烧存性，酒服方寸匕。

又方，用草血蝎嫩者蒸，油盐姜淹吃，小酒咽下。或收为末，姜酒调服，一服而愈。血蝎草生于砖缝、井头，少在地上。

又方，用盐梅七个，烧为末，空心米饮服。

又方，用陈槐花一两，杂草烧，镬锈半两为末，烧红秤锤，淬酒下。

又方，治血①崩不止，用白扁豆花焙干为末，紫者不

---

① 血：原作"白"，据《急救良方·妇人》改。

用，炒米煮汤①，入炒盐少许，空心数服即效。

又方，用棕榈皮、丝瓜儿烧灰，等分为末，盐酒或盐汤下，效。

又方，治血崩，用野红花取根洗净，研汁半盏，以温酒半盏相和，服之立止。

一百五十一　白带

治妇人白带下，用好酒同艾叶不拘多少，煮鸡卵熟，空心只服鸡卵。

又方，治妇人赤白带下，用酸石榴五枚，连皮捣搅汁，每服半盏，空心下。

又方，用石榴东引根②一把，煮汁服。

一百五十二　六十二种风

治妇人六十二种风，及腹中血气刺痛，用红花一两，酒二盏，煎八分，一盏顿服。

一百五十三　血风攻脑

治妇人血气攻脑，旋倒地不知人事，用苍耳草心不拘多少，阴干为末，不拘时服一钱，效。

一百五十四　脏燥欲哭

治妇人脏燥，悲伤欲哭，象鬼神所附者，用小麦一

---

① 汤：原作"饮"，据《急救良方·妇人》改。

② 石榴东引根：原作"石东引根"，据《急救良方·妇人》改。

升，甘草二两，大枣五两，每服一两，水二盏，煎一盏服。

一百五十五　自哭自笑

治妇人自哭自笑，用红枣烧存性，米饮调下。

一百五十六　乳痈

治妇人乳痈，用赤小豆三合，酒研烂，去滓，温服，留粗付患处。

又方，治乳痈烂见心者，用猫儿腹下毛，干锅内煅，存性为末，干糁或清油调，入轻粉少许，付之。

又方，用皂荚刺烧灰，和海①蛤粉为末，热酒调下，揉散亦可。

又方，治乳痈，用银杏半斤，将四两同酒研服，将四两水研，付痈上。

又方，用黄瓜蒌一二个，连皮穰子切碎，以无灰酒一碗，于瓶内煮半碗，去粗，时时温服。酒尽，再煮粗服。初时便服此药，即时痛止，更不成疮。如已成疮服之，其疮自穿而痛止。

又方，治乳上才觉硬肿作痛，以葱早熨之。其法用中样阔口瓶，以炭火入瓶内，上以热灰填满瓶口，用葱叶及葱白搋损，令遍附瓶口，以手帕裹瓶倒执，将瓶口向肿处任意轻轻熨之，有验。

---

①　和海：原文漫漶，据《急救良方·妇人》补。

又方，治乳痈将溃，以小长罐烧纸钱在内，急以罐口安奶上，尽吸其毒气。

一百五十七　吹乳

治妇人吹乳极有功，用百齿霜即木梳上篦头垢也不以多少，用无根水为丸即吊桶下沥出者是也如鸡头大，日服三二丸，倒流水吞之。食后令病人左乳者左卧，右乳者右卧，于无风温热处卧汗出，效。取倒流水法：以新汲水倾屋上接之。

又方，以橘皮烧灰存性，食后，热酒调下二钱。

一百五十八　乳硬

妇人乳硬作痛，用嫩桑叶左采，研细，米饮调，摊纸花贴病处。此证四十以下可治，五十以上不可治，治之则死，不治则自得终其天年。

一百五十九　奶头裂

治妇人奶头裂，取秋后冷露茄子裂开者，阴干，烧存性，用香油和调付①。未秋时但裂开者亦可。

一百六十　血块

治妇人血块痛，用牛膝草根酒煮服，效。

一百六十一　癖块

治妇人癖块，用小便服之，每日温服一盏，至二十日，血片下即瘥。

---

① 香油和调：《急救良方·妇人》作"水调"。

又方，醋煎大黄生者，甚效。

一百六十二　孕妇咳嗽

治孕妇咳嗽，贝母去心，麸皮炒令黄，去麸皮，为末，研砂糖拌匀，丸如鸡头大，含化一丸，神效。

一百六十三　胎漏

治妇人胎漏，用葱白一把，浓煮汁饮之，甚效。

又方，治妇胎漏下血，手足厥冷欲死，用生艾汁二盏，牛皮胶、白蜜各二两，煎一盏半，稍热服之。无生艾，浓煎干艾。一方加刮下竹青一大把，同煎。

一百六十四　触胎下血

治妇人因争斗或跌扑，从高坠下，或为重物所压，触动胎气，腹痛下血，服此后觉胎动极热，胎气已安。用缩砂不以多少，于熨斗内炒，令热透，去皮取仁，研为末，每服二钱，热酒调下。不饮酒，煎艾盐汤或米饮下。

又方，用苎根一把洗净，生姜五片，煎，调粥服之。

一百六十五　孕妇腹痛

治孕妇忽腹绞痛，用枣子十四枚，烧焦为末，童便调服。

又方，用盐一合，烧赤，以三指撮酒中服。

一百六十六　儿在腹中哭

治孕妇儿在腹中哭，用多年空屋下鼠穴中土一块，令孕妇噙之，即住。一方，川黄连煎汁，令母呷之。

一百六十七　产后痢

治妇人胎前产后赤白痢，用败龟板一个，醋炙，捣为末，米饮调下。

又方，用生姜自然汁年少者十两，老者二十两，鸭子一个打碎入姜汁内搅匀，上二味煎至八分，入蒲黄三钱，煎五七次，空心温服，效。

又方，治怀胎下痢赤白，绞刺疼痛，用鸡子一个乌者尤妙，就头作一窍子，倾①出青②者，留黄在内，黄丹一钱入前鸡子壳内，打令相匀，以厚纸裹黄泥固济，火上炙，取焙干，为末，每服二钱，米饮调下。一服愈者是男，二服愈者是女，奇效。

一百六十八　难产横生

治妇人产难或横生，或孕妇下血或胀满，用铁秤锤烧赤，投酒中饮之。

又方，治难产，用清油一盏，水一盏，对和，用银簪打和饮之。

又方，催生，用凤仙子二钱，研碎，水下。

又方，用黄蜀葵子二钱，同凤仙子并服。

又方，治难产，用黄蜀葵子七十粒，捣碎，酒调服。

又方，用蚕退纸半张烧灰，白汤调下。

---

① 倾：原文漫漶，据《急救良方·妇人》补。
② 青：原文漫漶，据《急救良方·妇人》补。

又方，用香白芷、杂草烧镬锈各等分，为末，每服二钱，童便、米醋各半呷。沸汤浇入六七分，点服，见效甚速。再服，即分娩矣。或用蜀葵子四十九粒，白滑石末二钱，顺流水煎汤调，空心，二服，如人行五里，即下。

又方，治生产五七日不下垂死者，及矮石女交骨不开者，用川芎、当归各一两，自死干龟壳一个，酥，炙黄，男女头发一握，烧存性，共为细末，每服三钱，水一盏半，煎服，效。约人行五里，生胎、死胎俱下。无自死龟壳，用钻过废壳亦可。

又方，应急催生，随其便而用之，用清油同蜜等分少许，汤调顿服。蜀葵子炒为末，顺流水温暖调服，亦下死胎。好京墨，新汲水浓磨服之，墨水裹儿出，效。败笔头二个烧灰，以藕节研自然汁，温酒调下，效。产妇坐草时，取路傍草鞋一只，用鼻络小耳绳烧灰，温酒调服。如得左足者男，右足者女，覆者儿死，侧者儿惊，自然理也。似非切要之药，催生极验。

又方，催生，用蓖麻子，研，付产妇手足心，产后速拭去。或以两手各执一枚，立下。

又方，治难产日久，气力乏，不能生，兼恶露尽出，干不能产者，用赤小豆二升，以水九升煮熟取汁，入泡①过明阿胶一两同煎，少时一服五合，未效再服，不过三四

① 泡：原作"炮"，据《急救良方·妇人》改。

服即产。此方用之极效验。

又方，治妇人逆生倒产，用蓖麻子三十粒研烂，妇人项上剃去发少许，涂之。须臾，觉①腹中提正，便刮去，却于脚心涂之，自然顺生。

又方，治逆生，须臾不救，母子俱亡，用蛇壳一条，蝉壳十四个，头发一握，并烧为灰，分二服，温酒调，并进二服，仰卧霎时。或用小绢针于儿脚心刺三七刺，用盐少许擦刺处，即时顺生，母子俱活。

又方，治横逆理不顺，手足先出，或子死腹中，用灶中心对锅底土，细研，每服三钱，酒调下。儿头戴出，妙。更用搽产母脐中，亦效。或用菟丝子末、车前子末，酒调下。一方，取其父名书其足上，即顺生。

又方，治横生逆产，诸药不救，但灸右脚小指尖头三壮，艾柱如小麦大，下火立产。

一百六十九　子死腹中

治妇人子死腹中，口中屎臭，舌青，口出冷气，指甲青，用瓜蒌根为末，逆流水调五钱服。

又方，用灶中心对锅底土三钱，水调下。

又方，产后恶物不下，上攻心痛。

又方，先用平胃散一贴，作两服，每服酒水各一盏，同煎至一盏，却投朴硝半两，研细再煎三五沸，倾出，候

---

① 觉：原作"搅"，据《急救良方·妇人》改。

微温服尽，其胎即化血水而下。

又方，下死胎，用麝香半钱，另研官桂末三钱，和匀，作一服，温酒调下，须臾如手推下，未效再服。

又方，治子死胎不下，胞破不生，此方累效，救人几万数。用鬼臼不以多少，黄色者去毛，研为末，细如粉，不用罗，以十指捻之，每服二钱，用无灰酒一盏，同煎至八分，通口服，立生，如神。

又方，治难产胞衣不下，及儿死腹中欲绝者，用半夏、白蔹各一两为末，酒服一钱。若难产，即一服，横生二服，倒生三服，儿死四服，效。

一百七十　胞衣不下

治产妇胞衣不下，用蓖麻子十四粒，去壳捣烂，以白面和成膏，贴脚心，胞衣下，速拭洗去。如肠出，即以此药涂顶心，回肠神效。

又方，吞鸡子清一枚。

一百七十一　产后血晕

治产后血晕，心闷气绝，腹内恶血不尽，绞痛，用红花酒煎服，或以藕汁二碗饮之。

又方，用松烟墨二钱，火煅通红，窨①灭火气，为末，半匕温酒调。京墨亦可。

---

① 窨（yìn印）：窨藏。清·赵翼《送人赴黔》："趁墟窨酒担，跳月竹枝声。"

又方，用旧漆器烧微烟，逼面熏之，却不可太甚，恐虚弱人不禁。

又方，用韭菜切碎，入茶瓶中，以热米醋浇纸，密封瓶口，勿令泄气，以瓶小嘴向产妇口内熏之，立醒。

又方，用半夏末少许吹入鼻中。

又方，治产后忽冒闷，汗出不识人，用破鸡子三枚吞之，睡醒。若未醒，可与童便一盏，甚效。丈夫小便亦可。

一百七十二　产后下血不止

治产后下血不止，用杂草烧镬锈三钱，为末，酒调服。

又方，用干艾半两，生姜半两，浓煎汤服。

一百七十三　产后肠出

治产后子肠出不能收者，用枳壳去穣二两，煎汤，温浸良久即入。

又方，用老鸦酸浆草一把煎汤，才熏可收一半，稍温，下手洗，并收而安。

一百七十四　产后血不下

治产后恶物不出，上攻心痛，用灶中心对锅底焦土研细，酒调三五钱，泻出恶物，立效。

一百七十五　泄泻

治产后泄泻，恶露不下，用大荆芥四五穗，于盏内用火烧成灰，不得犯油①火，入麝香少许研，沸汤一二呷调下。此药虽微，能治大病。

一百七十六　产后腹胀痛

治产后腹胀，痛不可忍，煮鼠粘根为饮，一服愈。

一百七十七　产后蓐劳

治产后蓐劳发热，用猪腰子一只，去白膜，切作柳叶片，用酒盐拌之，先用粳米一合，入葱椒煮粥，盐醋调和，将腰子铺盆底，用热粥盖之，如作盦生粥状，空心服之。

一百七十八　乳汁不下

治乳妇乳汁不下，用母猪蹄爪一只，带须葱五茎，同盐酒煮羹饮之。不下，再煮饮。仍用梳头木梳于乳上梳下，效。

又方，用土瓜根为末，酒调服。

又方，用胡蜂窠一个，炒为末，酒调服。

一百七十九　产后杂证

治妇人胎前产后杂证，用野天麻，一名益母草，其叶似火麻叶，茎方，花紫色，五月五日采叶、茎、根，令阴干，不见日，忌铁器，以石臼中捣为末，炼蜜为丸如弹子大，临服以童便入酒化下。

---

① 油：原作"冲"，据《急救良方·妇人》改。

孕妇胎气不安，或跌磕触动胎气，下血胎漏等证，并宜服之。

子死腹中，大为卒病，腹间冷痛，小便沫出，腹胀，四肢厥冷，爪甲青是也，临产服一丸。

产妇横生、逆生、难产者，并宜服之。

产后余血结块，俗呼儿枕，是恶血不尽，脐腹刺痛，恶露上冲，服之甚效。

产妇胞衣不下，或产后脏腑虚羸，五心烦燥，发寒热，冷汗出，心闷欲死。

产后三四日①，起卧不得，眼前黑暗生花，俗为暗风。或血热口干，烦渴心乱，如见鬼神，狂言不省人事，服此效。

产后口干，心闷烦渴，俗呼为胸膈壅塞，太阳沉痛，呵欠怔忡，气短，肌体羸瘦，不思饮食，血风，手足顽麻，身热，百节疼痛，不可忍者，温米饮化下。

产后四肢浮肿，寒热，或气喘，小便涩，或咳嗽，胸膈不利，恶心，口吐酸水，两胁疼痛，举发失力，酒化下。

产后寒热往来如疟疾，或脐腹作痛，米饮汤下。

产后中风，牙关紧急，半身不遂，失音不语，童便酒化下。

---

① 日：原脱，据文义补。

产后大便秘结，口苦烦渴，非时不语。

产后痢疾，因未经满月，或食冷物，与血相攻系，枣子汤化下。

产后身体疼痛，百节开张，血流入脐中，停留不散，疼痛，温米饮下。

产后崩中，血漏下不止，状如鸡肝，脊背闷倦，煎糯米秦艽汤下。

产后未经满月，血气不通，盖因月水未通，或食热面，结成块，喘嗽，四肢无力，睡而汗出不止，月水不调，久而不治，成骨蒸劳，服此效。

产后吐逆不止，败血停脾胃，发吐逆，胸膈虚胀，俗呼翻胃，酒化下。

产后赤白带下，煎秦艽汤下，加糯米同煎妙。

治勒奶痛成痈，为末，水调，涂乳上一宿，自瘥。或生捣烂，付上亦可。

小儿门

一百八十　婴儿初生

治小儿初生，婴儿在胎，口中有恶物，才生，不候声出，急用软帛或绵裹手指，蘸黄连甘草汁，拭口中恶汁。稍定，更以蜜少许调朱砂一字，抹入口中，锁心安神，解恶物之毒，一生免疮痘之患。此药妊妇临日宜预办之。

一百八十一　生下即死

治小儿生下即死，用法可救活，急看儿口中悬痈，前腭上有泡，以手指摘破，用帛揩拭血令净。若血入喉，即不可治。

一百八十二　生下气欲

治小儿初生，气欲绝不能啼者，必是难产或冒寒所致，急以棉絮包裹，抱怀中，未可断脐带，且将胞衣置炭灰炉中烧之，仍作大纸捻，蘸油点火，著脐带上往来燎之，更以热醋汤荡洗脐带。须臾，气回啼哭如常，方可洗浴了却，断脐带。

一百八十三　大小便闭

治小儿初生，大小便不通，腹胀欲绝者，急令妇人以温水漱口了①，吸咂儿后心并脐下、手足共七处，每一处

---

① 了：《急救良方·小儿》无，疑衍。

咂三五次，漱口吸哑，取红赤为度，须臾自通。不尔，无
生意。有此证，遇此法，可谓再生。

一百八十四　遍身无皮

治小儿初生，遍身无皮，但是红肉，宜速以白早米粉
干扑，候生皮方止。

一百八十五　脐肿

治小儿脐肿，先用荆芥水洗了，葱叶一片，火上炙
过，地上出火气，以指甲刮薄，内搭放肿处，次日便消。

一百八十六　面目黄赤

治小儿面目黄赤，气息喘急，啼声不出，舌强唇青，
聚口撮面，饮乳有妨，用直僵蚕二枚，去嘴，略炒为末，
蜜调付唇中。

一百八十七　口出白沫

治小儿口出白沫，四肢冰冷，最为恶候，一法治之极
效。其儿齿龈止有小泡子如粟米状，以温汤蘸熟绢，裹手
指，轻擦破，即开口便安。

又方，治小儿脐风撮口，用白僵蚕末，蜜调入口唇
内，即瘥。

一百八十八　不饮乳

治小儿初生，不饮乳及不大小便，用葱白二寸，破做
四界，以乳汁于砂铫内煎，灌之，立效。

一百八十九　吐乳

治小儿吐乳，田中蚯蚓泥为末，米饮调下。

一百九十　口噤不开

治小儿初生，口噤不开，用赤足蜈蚣一条，去足，炙令焦，细研为末，每用半钱，以猪乳汁半盏和匀，分三四次灌之。

一百九十一　吐不定

治小儿吐不定，五倍子两个，一生一熟，甘草一根，用湿纸裹煨，米汁调下半钱。

一百九十二　重舌

治小儿重舌极证，用指去爪，先于舌下筋上擦至根，渐深擦入，如此三次。又于指蘸水，取项后燕窠小窟中筋，自上赶下至小窟，深深捺入，亦二次。小儿若饮乳胜前，则病去矣。

又方，用针刺出恶血即愈。

又方，治小儿木舌，用黄蜀葵花研细，黄丹半之，同研，点七次。

一百九十三　鹅口

治小儿鹅口，不能乳，用地鸡研水涂。地鸡即扁虫，人家砖中多有之。

一百九十四　口疮

治小儿口疮，用吴茱萸末，醋调贴两脚心，移夜即愈。

一百九十五　牙疳

治小儿牙疳，用白矾装于五倍子内，合烧过，为末付。

一百九十六　诸热惊痫

治小儿诸热惊痫，用青黛，水研服。

又方，用蜂窠大者，水煮浴儿，日三四次。

又方，治小儿卒惊，似有痛处，而不知状，用雄鸡血滴儿口中。

又方，用燕窠中粪，煎汤洗浴。

又方，治小儿惊啼，用乳发烧灰，酒调服。

一百九十七　夜啼

治小儿夜啼，用灯草烧灰，付乳上与吃，灯花尤妙。

一百九十八　拗哭不止

治小儿拗哭不止，以绵娟带缚手足讫，用三姓妇人净扫驴槽，卧小儿于其中，不令傍人知而看之，俟移时则拗哭自止也。

一百九十九　吃黄土

治小儿吃黄土，用干黄土研细，浓煎，黄连搜为饼，服。

二百　寸白虫

治小儿寸白虫，用酸石榴东引根二两，糯米三十粒[①]，

---

① 二十粒：原文漫漶，据《急救良方·小儿》补。

水一碗，煎，空心服，须臾泻下，神效。

二百一　头上疮

治小儿头上疮及浸淫疮，并急疳疮，用芝麻生嚼涂。

二百二　甜疮

治小儿甜疮，多生于面部两耳前，有一法，令母口中嚼白米成膏子，临卧涂之，不过三五次①则愈。

二百三　眉炼

治小儿眉炼头疮，用小麦不以多少，烧令黑色，存性为末，以小油调付之。

又方，用铧针刺出血，一刺不愈，再刺之，三刺则愈矣。

二百四　火丹

治小儿火丹，从背上起、头上起者，用慎火草和苦酒捣涂之。赤游行于体，五色无常，至心即死，慎火草捣汁付上。

又方，用针刺红处，出恶血。或用寒水石为末，油调付之，效。

又方，治小儿胭脂火丹，用蓖麻子，去皮研烂，并锈铁磨水，于红处周围圈之，候干再随处圈涂之。

又方，治小儿丹毒，用灶中对锅底焦土，研细，以新

① 次：原作"上"，据《急救良方·小儿》改。

汲水调涂，干即易之，效。

二百五　痘疮出不透

治小儿痘疮出不透，腹痛甚或黑靥者，用蝉壳二十五个，去翅足，净洗为末，每服一钱，熟水调下，腹痛立止而出透。乳母亦可服一钱。

又方，用干棠球为细末，汤点服，立见出透。红活荔枝壳煎汤服亦可。

二百六　痘疮陷入

治小儿痘疮，陷入不发，黑色，四气欲绝，服此渐苏红闰①。用穿山甲，汤洗净，炒令焦黄，为②末，每服半钱，紫苏煎汤，入红酒少许，服之。

又方，治痘疮倒陷③，用腊月内收人中白即马桶内尿碱是也放通风处，以火煅成煤，水调三五钱服。

又方，用胡桃一个，烧存性，以干胭脂三钱为末，用胡荽煎酒，调下一钱。

二百七　痘疮黑陷

治小儿痘疮，初出光壮，忽然黑陷，心烦燥急，气喘妄语，如见鬼神，并宜速治，不然毒气入脏必死。用人牙齿，烧存性，为末，每个作一服，酒调下。

---

① 闰：通"润"，滋润，《素问·痿论》："主闰宗筋。"
② 为：原脱，据《急救良方·小儿》补。
③ 陷：原文漫漶，据《急救良方·小儿》补。

二百八　痘疮入眼

治小儿痘疮入眼，或病后生翳障，用蝉壳洗净去土，白菊花各等分，为散，每服二钱，水一盏，入蜜少许煎，乳食后量儿大小与之，屡验。

又方，用兔子屎焙干为末，茶清调下，疮疹安后，方可多服，仍治昏翳。

又方，治痘疮入眼，痛楚，恐伤眼睛，用浮萍阴干为末，每服三钱，随儿大小，以羊子肝半个入盏内，以杖刺碎烂，投水半合，搅取汁，调下，食后服。不甚者，一钱瘥。已伤目者，十服瘥。

二百九　痘疮烂

治小儿痘疮烂成片，用黄牛屎干付。脓多痛甚者，干净黄土付之。疮遍口中，不能食者，蜜浸黄柏取汁，啖之。凡疮愈成痂，频以面、油、乳酥、清蜜润之，可揭即揭，血出无害。若干硬已久，又成①瘢痕。

二百十　痘疮爬搔

治小儿痘疮爬搔成疮脓，血淋漓，用多年盖屋烂草或盖墙草，不以多少，晒干为末，干贴无时。若浑身疮破，脓水不绝，粘沾衣服，难以坐卧，可多用，摊于席上，令儿坐卧，少即干贴，甚效。

---

① 成：原脱，据《急救良方·小儿》补。

二百十一　痘疮欲发

治小儿痘疮欲发未发，便服之此药，以毒攻毒，纵然疮出，亦少快，无恶证。于冬月取人、猫、猪、犬粪各等分，埋于高处黄土窖，吉日取出，却用沙锅盛盖，盐泥固济，晒干，于腊月八日煅，令通红，取以碗，合地上一宿，出火气，为末，入麝香少许，每用一字，以蜜调匀，温汤化下，或挑少许于舌上，用乳汁咽之。此方捷效，多秘，不须令病家知之。

二百十二　痘疮后疮

治小儿痘疮出后，有余疮塞鼻中，不能睡起，用木笔花研为末，加麝香少许，葱白蘸药入鼻中，数次通。

二百十三　痘疮痂

治小儿痘疮愈后，疮痂虽落，其尤黯，或凸或凹，用白蜜不以多少，涂于疮上，其痂易落，且无疤痕，亦不臭秽。

二百十四　痘疮疳蚀

治小儿痘疮后，体及肢节上生疳蚀疮，脓水不干，用出蚕蛾绵茧，不拘多少，用白矾捣碎，塞入茧内令满，以炭火烧，候白矾汁干，取出研细，每用干贴疮上。若不早治，则溃筋骨，以致难治。

二百十五　客忤

治小儿客忤，口吐青黄白沫[①]，水谷鲜杂，面色变易，

---

① 口吐青黄白沫：原作"口土音黄白沫"，据《急救良方·小儿》改。

喘息，腹痛，状似惊痫，但哭不止，视其口中悬痈左右，若有小小肿核，即以竹针刺破之，或以指爪甲爪破，急作醋炭降真香皂荚烧熏，又以灶中对锅底焦土、蚯蚓粪各等分为末，水调涂头上及五心敷①之。

二百十六　脑后有核

治小儿脑后项边有核，如瘰疬状，按之转动，软而不疼，名无辜疳②毒。兼治诸疳，一服虚热退，二服渴止，三服泻痢止。用蟾蜍一枚又名虾蟆，夏月藟③中取，腹大不鸣不跳者，其身癞磊多者是，右取粪缸内蛆虫一杓，置桶中，以屎④浸之，桶上要干，不与虫走，将蟾蜍杀之，放在虫中，任与虫食一日夜。次以新布袋尽包系定，置之急水中浸一宿取出，瓦上焙，为末，入麝香一字，粳米饭揉丸如麻子大，每服三二十丸，米饮下。

治无辜疳，项后有核，其间有虫如米粉，不速破之，则虫流散，蚀脏腑以致肢体作痈疮，便利脓血，虚热羸瘦，气血虚惫。治法刺破其核，以膏药贴之则愈。

二百十七　久患疳热

治小儿久患疳热，体虚不食，及病后天柱骨倒，用白僵蚕为末，三岁儿半钱，薄荷酒调下。

---

① 敷：原作"放"，据《急救良方·小儿》改。
② 无辜疳：《急救良方·小儿》作"附骨疳"。下同。
③ 藟（lěi 累）：原文漫漶，据《急救良方·小儿》补。藟，蔓生植物。
④ 屎：《急救良方·小儿》作"尿"。

二百十八　疳后虚热

治小儿疳后虚热，小便肿，用韭菜地上曲蟮屎火煅，以碗合地上，出火气，为末，清油调付。

二百十九　热毒游毒

治小儿热毒[①]游肿，用破草鞋、乱发烧灰，醋调付上。

二百二十　月蚀耳疮

治小儿月蚀耳疳疮，用胡粉和东方壁土为末，付。

又方，用虾蟆烧存性，为末，猪脂调付。

二百二十一　口角烂

治小儿口角烂疮，用乱发烧灰，为细末，猪脂和付，燕窠泥亦好。

二百二十二　耳鼻边烂

治小儿耳边鼻下赤烂，用黄丹二钱，煅令赤色，绿豆粉一钱，白矾一钱，飞过研细，干付疮上，唾调亦可。

二百二十三　瘭疮

治小儿卒得瘭疮，用赤烂牛粪，烧灰研细，付上。

二百二十四　囟门陷

治小儿囟门陷下，不平满，用黄狗骨头，炙黄为末，鸡子清调付。

---

① 热毒，原作"无每"，据目录改。

二百二十五 头骨缝开

治小儿头骨缝开不合，名曰解颅，用蛇壳炒焦为末，用猪颊车中髓调付项上，日三四度。有人作头巾裹遮护之，久而自合，亦良法也。

又方，用驴头骨，不以多少，烧灰研细，以清油调付头缝中。

二百二十六 牙齿不生

治小儿牙齿不生，用雄鼠粪二十一粒，两头尖者是也。每日用一粒，揩齿根上，至二十二粒当生。

二百二十七 头上软疖

治小儿头上软疖，用大枳壳一枚，去穰令空，磨令平口，以稠面糊搽四唇，粘在疖上，自破脓溜出尽，更无瘢痕①。

又方，用白矾枯为末，清油调付，亦效。

又方，用桃树上不落干桃子烧灰，清油调付。

又方，用茄子切半个，看疮大小剜空周围，用醋调生面糊涂。

二百二十八 脱肛

治小儿脱肛，用蓖麻子四十九粒，研烂，水调，作饼子，贴顶上，随即收上，立效。

---

① 瘢痕：原文漫漶，据《急救良方·小儿》补。

又方，用葱汤洗令软，芭蕉叶托上。

又方，用浮萍草不以多少，杵为细末，干贴患处。

又方，用新砖一片烧红，以醋浇之，即用脚布叠数重压定，使热气上透，不可过热。令病者以臀坐于布上，如觉布温，逐旋减之，以常得温热为度。

二百二十九　遗尿

治小儿遗尿，鸡肫肠一具，烧存性，猪尿胞一个，炙焦为末，每服一钱，酒调下，男用雌鸡者，女用雄鸡者。

二百三十　阴股间疮

治小儿阴股间疮汁出，先痒后痛，愈后复发，及阴囊生疮，以火炙疮瘢去痂，令干，以蜜付。却搜面作烧饼，炙熟，以饴糖涂在饼上，乘热熨之，冷则再炙再熨为妙。

二百三十一　阴囊肿

治小儿阴囊忽肿，多因坐地上，为风湿或虫蚁咬著。用蝉壳半两，水一碗，煎汤洗肿处，其肿痛立止，再温再洗。

又方，治小儿卵肿，研桃仁，唾调付。

二百三十二　疝气

治小儿疝气肿硬，用蚯蚓不去土，晒干，为末，唾津调涂患处。

附　录

缠喉风

治缠喉风，用红花捣汁服之。无湿者，浸干者服之。

锁喉风

又方，治锁喉风、双乳娥，用牛膝即鼓槌头草白者，洗净捣汁，入盐少许，鼻内灌之，即效。赤者，不用。

紧沙

又治紧沙，用雄黄一钱，尖头硝五分，朱砂二分，研为极细末，点些少在两眼角边，却服盐汤半碗。

足上生疮

又方，治足上生疮，臭秽溃烂，用漏篮子一枚，烧为末，入腻粉少许，井水调涂，效。

臁疮生臼

又方，治臁疮成臼，累月不干，用上等好砂糖，先用盐汤淋洗，后绢帛拭干，以浸唾涂，却以此付上，三日愈，效。

风狗咬

又方，治风狗咬者，去毒血，以浆水洗净，纸上炒黄丹赤色贴之，妙。

心疼

又方，治心疼，七个乌梅，八个枣，十个杏仁，同处捣，盐酒送下七丸儿，不害心疼直到老。

狐臭

又方，狐臭至验。用大田螺两个，用井水养一宿，出土至次日，揭开螺靥，每个入巴豆肉一粒，仰放在于干砖上，用物挨定端正，过一宿，次早靥自落，揭去螺肉，皆化为水。将螺口对腋下小眼儿处，合定，紧捉两腋，候一二时辰，觉肚中雷鸣，先于顺风空地上，掘二处坑孔，先放冷灰于坑边，肚中雷鸣觉欲泻，则就坑上，面风坐，泻下粪，次则有恶物，如鱼肠肚，臭不可当，如泻，上则便以灰掩之，不令再闻臭，必欲又泻，则于别坑内泻，觉尽，用冷水洗，并揩抹腋下，臭气断绝。所穿旧衣服，皆换洗过，穿新衣，其臭水绝，其效如神。

又看腋下小眼儿，用胭脂涂抹腋下少时，胭脂黄处是出臭气口儿，看有几个口儿，指田螺口对，合定取恶物，其冷不可当，须忍耐，动泄气则不断根也。

题《救急易方》后

　　自昔予为郡庠弟子员，得此方于郡倅麻城徐公公善，珍藏于家。家庭之间偶患疾者，辄对证按方，执方求药而治之，无不取效。既而宦游中外，恒收之行箧，以备取用。比者奉命来抚汉民，适睹吾民率多居于深山穷谷之中，间有疾者最苦于无医而无方，故虽有药而莫能用，徒袖手待毙而已，诚有如复斋高公所云者，予闻之恻然于中。乃阅此方而得之行箧，爰命城固李尹完翻锓于梓，以编锡吾。

校注后记

　　《救急易方》为明代医家赵季敷辑，成书于正统年间（1436—1449）。赵季敷，字叔文，生卒年不详，考诸史料，均未见赵氏资料。从《救急易方》可知，赵氏为吴郡人，其书成后，在湖广、四川、浙江等地广为流传。

　　全书不分卷。据丹波元胤《中国医籍考》记载，后有熊良佐对《救急易方》进行了增补，熊氏增补本的杨一清序略中云："《救急易方》，集于吴人赵叔文，世之有力者，屡尝翻刻，其传亦广矣。镇江守博兴熊公良佐取而阅之，曰：是能救人之急而简易行者。然犹病其不备，悉合群书而附益之，参以平日所见闻，厘为八卷，门分类集，视旧本不啻倍之。"《聿修堂藏书目录》亦载："《救急易方》八卷，二册，成化乙巳刻，明熊良佐撰。"惜熊氏增补本现已无存。《朝鲜医籍通考》载，平壤府于明成化二十年（1484）曾刊行 8 卷本《救急易方》，可惜也已经亡佚。《朝鲜医籍通考》所记刊本大概即为熊氏新增之本。

　　《救急易方》现仅存明成化十四年（1478）刻本，全书未分卷，大致可分为四大部分：第一部分 148 种病证，包含内、外、骨伤等科杂证；第二部分为"妇人门"，共 31 种病证；第三部分为"小儿门"，共 53 种病证；第四部分为"附录"，包含 8 种病证，但是其中缠喉风、风狗咬等在第一部分均有相同病证记述。

本次整理过程中，广寻历代急证及综合类方书，以期找寻可作他校的文献。我们通过对明代方书的考察发现，医家张时彻所辑《急救良方》一书与《救急易方》关系密切。

张时彻纂辑的《急救良方》约在嘉靖二十九年（1550）成书。在该书序言中，张氏言："曩得《急救方》一本，每携以自随，或以自治，或以治人，率多征应，间有新得，辄从其类附益之，其伪舛无验者则删黜之，遂付梓人刻焉。"《急救良方》全书分为二卷，设五绝死、虚劳、诸风、伤寒时疫、中诸毒、诸虫蛇伤、头痛、咽喉、心病等39门，其所载内容大部分与《救急易方》相同，但分门更细，条文顺序也有较大差异。张氏所据《急救方》可能为熊良佐"门分类集"后的新增本。

本次整理以明成化十四年（1478）刻本为底本，以中国科学院图书馆所藏明嘉靖二十九年（1550）《急救良方》刻本为他校本，对《救急易方》进行了系统整理。本书记述临床各科急症的方治，选方用药突出方药的简、便、验、廉特点，使患者及其家属易学易用，特别是对缺医少药地区殊多裨益。本书对于现代临床研究古代急症治疗手段也具有参考价值。

总 书 目

I

本　草

淑景堂改订注释寒热温平药性赋

方　书

医便

卫生编

袖珍方

仁术便览

古方汇精

圣济总录

众妙仙方

李氏医鉴

医方丛话

医方约说

医方便览

乾坤生意

悬袖便方

救急易方

程氏释方

集古良方

摄生总论

摄生秘剖

辨症良方

活人心法（朱权）

卫生家宝方

见心斋药录

寿世简便集

医方大成论

医方考绳愆

鸡峰普济方

饲鹤亭集方

临症经验方

思济堂方书

济世碎金方

揣摩有得集

疢斋急应奇方

乾坤生意秘韫

简易普济良方

内外验方秘传

名方类证医书大全

新编南北经验医方大成

临证综合

医级

医悟

丹台玉案

玉机辨症

古今医诗

本草权度

弄丸心法

医林绳墨

医学碎金

医学粹精

医宗备要

医宗宝镜

医宗撮精

医经小学

医垒元戎

证治要义

松厓医径

扁鹊心书

医理折衷目科

证治准绳眼科

鸿飞集论眼科

眼科开光易简秘本

眼科正宗原机启微

咽喉口齿

咽喉论

咽喉秘集

喉科心法

喉科杓指

喉科枕秘

喉科秘钥

咽喉经验秘传

养　生

易筋经

山居四要

寿世新编

厚生训纂

修龄要指

香奁润色

养生四要

养生类纂

神仙服饵

尊生要旨

黄庭内景五脏六腑补泻图

医案医话医论

纪恩录

胃气论

北行日记

李翁医记

两都医案

医案梦记

医源经旨

沈氏医案

易氏医按

高氏医案

温氏医案

鲁峰医案

赖氏脉案

瞻山医案

旧德堂医案

医论三十篇

医学穷源集

吴门治验录

沈芊绿医案

诊余举隅录

得心集医案

程原仲医案

心太平轩医案

东皋草堂医案

冰壑老人医案

芷园臆草存案

陆氏三世医验

罗谦甫治验案

临证医案笔记

丁授堂先生医案

张梦庐先生医案